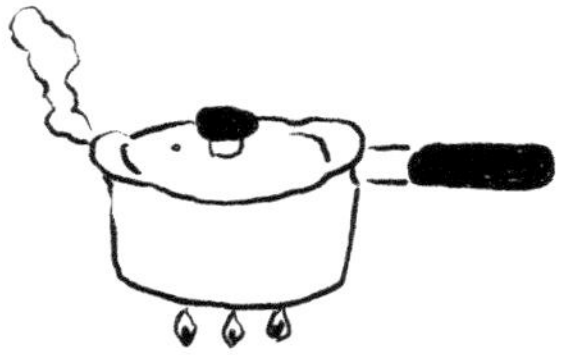

週2回の買い物でできる
不調ケアレシピ

巣ごもりごはん便利帳

ちづかみゆき

SE
SHOEISHA

はじめに

ロックダウンという、聞きなれない言葉から始まった巣ごもり生活。我が家の夫もリモートワーク続行、それに伴って私のライフスタイルも新しくなりました。

外でおいしいものをいただく機会が減ったいま、私にとって家での食事だけが楽しみといっても過言ではありません。とはいえ1日3食を毎日用意する大変さも実感しました。

おうちごはんを楽しむためには無理せず、ラクにおいしいものを用意すること。そのためのアイデアや実際にボストンでの巣ごもり生活で作っていたもの、便利に思ったレシピを詰めました。「どんな味なのかしら？」と、ワクワクしていただけるようなレシピも。

生活の変化にストレスはつきものですが、それ以外に巣ごもり特有の不調もありますよね。薬膳の知識を活かして食べながら解消できれば、と料理していた日々の献立が誰かのお役に立てたならうれしいです。

まずは「おいしい」を気軽に楽しんで！
そう思って食べるごはんこそ、からだに効くと信じています。

ちづかみゆき

PART 1 巣ごもりごはんの7ルール

PART 2 毎日の巣ごもり献立

2品で作る献立

春

夏

秋

冬

週末

デザート

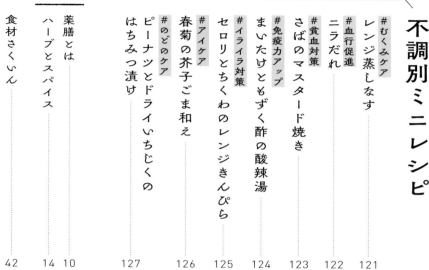

すき間時間で作る 不調別ミニレシピ

COLUMN

レシピの見方

・大さじ１は15mℓ、小さじ１は５mℓです。１カップは200mℓです。
・塩ひとつまみは、親指と中指、人さし指でつまんだ量（約1g）です。塩少々は、親指と人さし指でつまんだ量（約0.3g）です。
・塩は精製していないためミネラルを多く含む自然塩を、酒は料理酒ではなく日本酒を使用しています。
・EVオリーブ油はエクストラヴァージンオリーブオイルのことです。ごま油のうち、「太白ごま油」を使用しているところは、同じように香りがなく、酸化しづらい米油を使ってもよいでしょう。なければサラダ油でも。バターは加塩のものを使用しています。
・火加減は特に記載のない場合は中火です。
・電子レンジは600Wのものを使用していますが、お使いの機種によって加熱時間などは調節してください。オーブントースターもお使いの機種によって加熱時間を調節し、途中で焦げそうな場合は、アルミホイルをかぶせて焼いてください。

この本の使い方

この本では、外出を控えて家で過ごす「巣ごもり」期間中の、手軽で、おいしく、健康的な食べ方を掲載しています。

献立レシピの見方を紹介します。

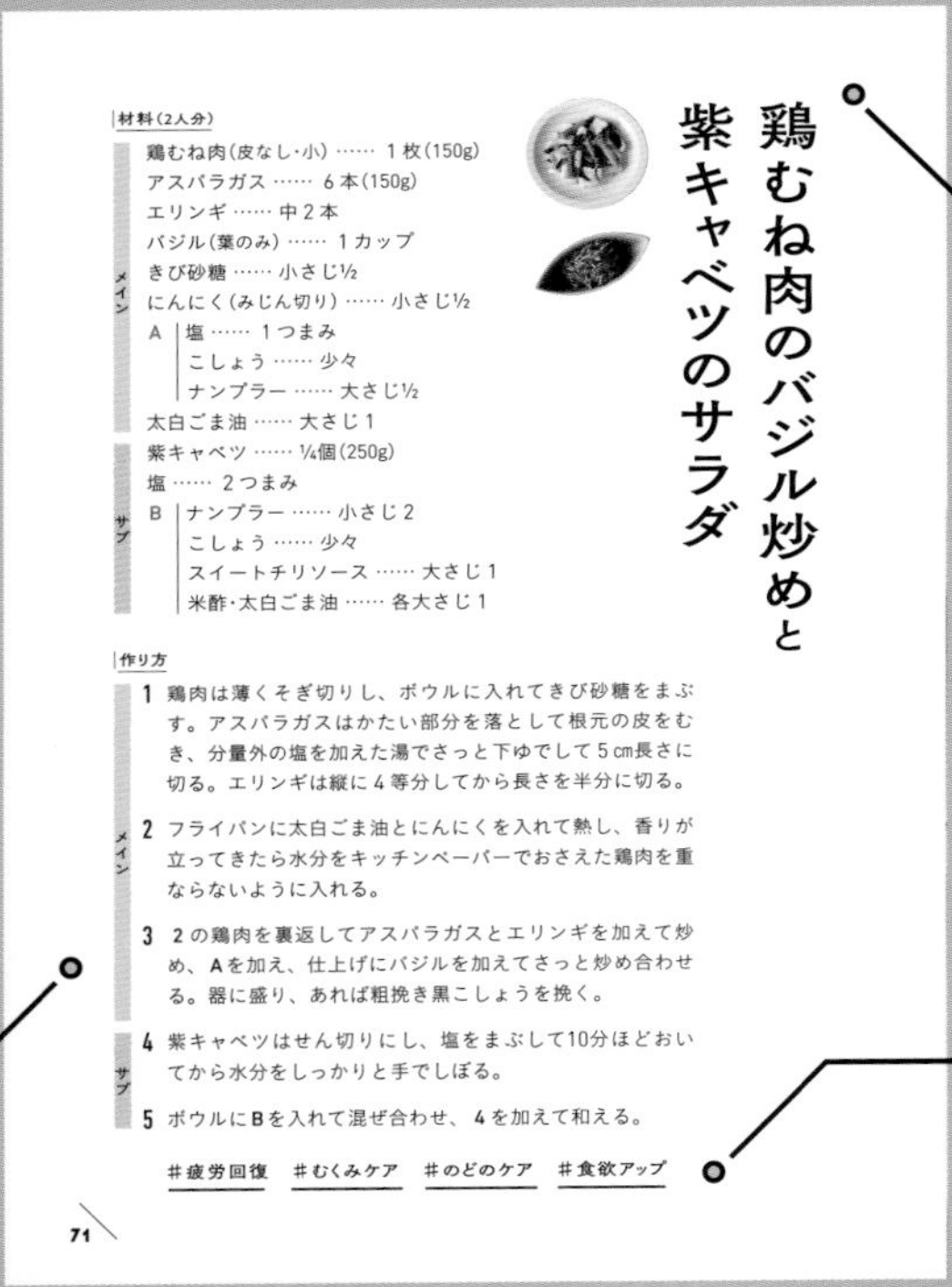
鶏むね肉のバジル炒めと紫キャベツのサラダ

材料（2人分）

メイン
鶏むね肉（皮なし・小）…… 1枚（150g）
アスパラガス …… 6本（150g）
エリンギ …… 中2本
バジル（葉のみ）…… 1カップ
きび砂糖 …… 小さじ½
にんにく（みじん切り）…… 小さじ½
A 塩 …… 1つまみ
こしょう …… 少々
ナンプラー …… 大さじ½
太白ごま油 …… 大さじ1

サブ
紫キャベツ …… ¼個（250g）
塩 …… 2つまみ
B ナンプラー …… 小さじ2
こしょう …… 少々
スイートチリソース …… 大さじ1
米酢・太白ごま油 …… 各大さじ1

作り方

メイン
1 鶏肉は薄くそぎ切りし、ボウルに入れてきび砂糖をまぶす。アスパラガスはかたい部分を落として根元の皮をむき、分量外の塩を加えた湯でさっと下ゆでして5㎝長さに切る。エリンギは縦に4等分してから長さを半分に切る。
2 フライパンに太白ごま油とにんにくを入れて熱し、香りが立ってきたら水分をキッチンペーパーでおさえた鶏肉を重ならないように入れる。
3 2の鶏肉を裏返してアスパラガスとエリンギを加えて炒め、Aを加え、仕上げにバジルを加えてさっと炒め合わせる。器に盛り、あれば粗挽き黒こしょうを挽く。

サブ
4 紫キャベツはせん切りにし、塩をまぶして10分ほどおいてから水分をしっかりと手でしぼる。
5 ボウルにBを入れて混ぜ合わせ、4を加えて和える。

#疲労回復 #むくみケア #のどのケア #食欲アップ

71

レシピ名

この本では、主菜をメイン、副菜をサブとして組み合わせたものを献立として掲載しています。

効能

この本では、薬膳の考えに基づいて食材を選んでいます。使用している食材が持つ働きや効能を#を付けて記載。

メインとサブの区分

一つひとつの料理ではなく、献立として作るために、材料表と作り方の欄では、メインとサブを合わせて掲載しています。それぞれ、色を変えたマーカーで区分をつけています。

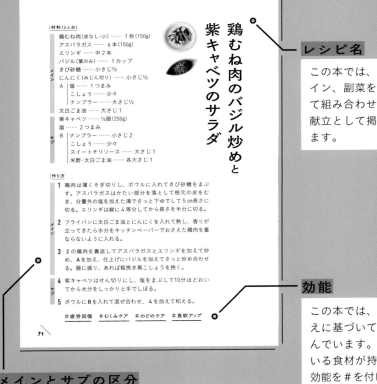

本書内容に関するお問い合わせについて

このたびは翔泳社の書籍をお買い上げいただき、誠にありがとうございます。弊社では、読者の皆様からのお問い合わせに適切に対応させていただくため、以下のガイドラインへのご協力をお願い致しております。下記項目をお読みいただき、手順に従ってお問い合わせください。

●ご質問される前に
弊社Webサイトの「正誤表」をご参照ください。これまでに判明した正誤や追加情報を掲載しています。
正誤表　https://www.shoeisha.co.jp/book/errata/

●ご質問方法
弊社Webサイトの「刊行物Q&A」をご利用ください。
刊行物Q&A　https://www.shoeisha.co.jp/book/qa/

インターネットをご利用でない場合は、FAXまたは郵便にて、下記“翔泳社 愛読者サービスセンター”までお問い合わせください。

電話でのご質問は、お受けしておりません。

●回答について
回答は、ご質問いただいた手段によってご返事申し上げます。ご質問の内容によっては、回答に数日ないしはそれ以上の期間を要する場合があります。

●ご質問に際してのご注意
本書の対象を越えるもの、記述個所を特定されないもの、また読者固有の環境に起因するご質問等にはお答えできませんので、予めご了承ください。

●郵便物送付先およびFAX番号
送付先住所　〒160-0006　東京都新宿区舟町５
FAX番号　03-5362-3818
宛先　(株)翔泳社 愛読者サービスセンター

※本書に記載されたURL等は予告なく変更される場合があります。
※本書の出版にあたっては正確な記述につとめましたが、著者や出版社などのいずれも、本書の内容に対してなんらかの保証をするものではなく、内容やサンプルに基づくいかなる運用結果に関してもいっさいの責任を負いません。

COLUMN

薬膳とは

体調に合わせて
旬の食材を使う

薬膳とは、中医学の知恵を使った食事法のこと。体調に合わせて食材を選び、組み合わせて食事を作ります。薬膳で大切なのはバランス。足りないところを補い、多すぎるものを排出し、滞っているものを巡らせるようにします。

病気の治療というよりは、予防を重視したものです。「なんだか難しそう」と思うかもしれませんが、基本的には、日常的にスーパーなどで手に入る旬の食材を使って作ることができます。薬膳の基本となっているのが、「陰陽説」と「五行説」という考え方。

陰陽説は、「万物はすべて陰と陽に分かれていて、互いに対立し、影響し合っている」という中国の哲学です。

五行は季節などと対応している

人間の体も陰陽のバランスがとれている状態が健康とされます。五行説は、「万物は木、火、土、金、水の5つの要素で構成され、この順番で循環している」という考えです。

五行は臓腑や季節、味、そして色とも対応していて、体質や季節によって食べるとよい食材がわかるのです。五行と対応する臓腑や五味などを表にしたものを「五行色体表」といいます。ここではかんたんに季節と食材の色のつながりを紹介します。

木	春	青(緑)
火	夏	赤
土	長夏(梅雨)	黄
金	秋	白
水	冬	黒

例えば、春の色は緑なので、春はセロリや菜の花、キャベツ、山菜など緑色の食材を意識して食べます。

巣ごもり中の暮らしと不調

活動量が減り、むくみや肩こりも

コロナ禍によって外出を控えたり、リモートワーク中心の仕事になったり、家で過ごす時間が多くなりました。

そんな巣ごもり期間中は、心身ともに気になる不調が出てきます。通勤したり、出かけたりすることが減ると、運動不足になり、血行も悪くなります。感染症にかからないようにするために、免疫機能も保ちたいものです。季節ごとに表れやすい不調もあり、今まで以上に健やかな暮らしが大切に感じます。

この本では、巣ごもり生活中の不調をやわらげるための、ラクにできて、おいしい食生活を提案します。

巣ごもり期間の暮らしの悩み

- ずっと自宅にいるため、集中力が続かない、オン/オフの切り替えができない
- 通勤やお出かけが減り、運動不足に
- 家族と同居している人は、1人の時間が持てない
- 3食自炊で疲れる
- 献立を考えるのが大変

巣ごもり期間の不調

- 通勤やお出かけが少なくなり、活動量が減少
  →血行不良や便秘、むくみ、エコノミークラス症候群に
- 仕事に適さないテーブルとイスで仕事
  →肩こりや腰痛に
- リモートワークでパソコンを見る時間が増加
  →目の疲れから貧血に
- 社会状況や先行きに対する不安感
- 色々なことを我慢しているストレス、それに伴うイライラ
- 運動不足による体重増加
- 胃腸の不具合

→　巣ごもり生活に合った食事で、不調を改善!

COLUMN

ハーブとスパイス

まずは1種類から
取り入れてみる

ハーブ・スパイスは、実は薬草。それぞれ効能があり、中医学で生薬として使われるものもあります。こしょうやしょうがもスパイスの一種です。

日本ではまだなじみのないものもありますが、心身の不調を和らげる働きがあり、香りが気分をリフレッシュさせてくれます。

まずはスーパーでよく見かけるものや、好みのハーブから食事に取り入れてみましょう。

この本では、ディルやパセリ、バジル、シナモンなどを使っています。ディルには消化促進作用や利尿作用があり、パセリには血行促進作用と血を補う働きがあります。バジルには気を巡らせる、消化促進などの作用が。シナモンは体を温め発汗を促してくれます。

PART 1

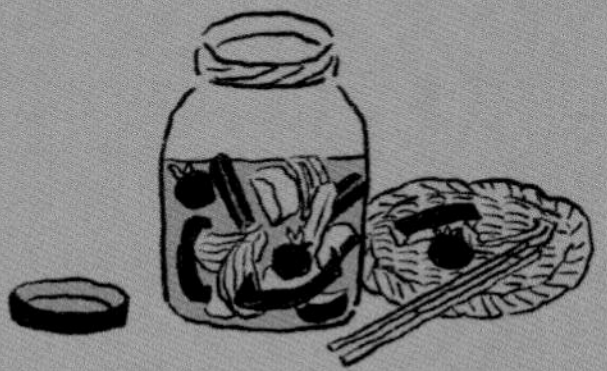

巣ごもりごはんの7ルール

まずは、巣ごもり期間中に
どう食べるのか。手軽に作れて、
おいしく食べられて、
健やかな食生活のルールを考えます。

01 食べきらない

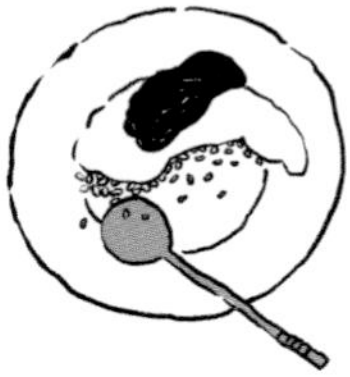

活動量に合わせた食事を意識する

巣ごもり期間中の一番大きな変化は、活動量の減少です。通勤や買い物が、実は貴重な運動の機会だった……と実感する人も多いはず。

全体の活動量が減っているのに、食べる量は前と同じでは、体は重くなる一方です。

栄養バランスを意識して、カロリーを減らし過ぎないようにしながら、量を調整しましょう。おすすめなのは、1食分に作ったものを食べきろうと思わないこと。腹八分目にし、残った分は翌日の昼食などに活用します。

昼はサラダやスープで軽くしたり、夕食の主食を減らしたりしても。

02 あきない作りおき

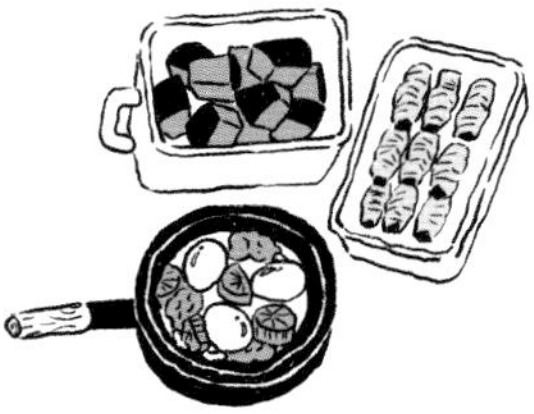

アレンジできるものを週に1品だけでも

作りおきを何品も作っておくのは便利ですが、ずっと家にいると、同じものを食べ続けるのは飽きてきます。作る手間も負担になります。

そこで、作りおきは飽きない定番中の定番に厳選。品数もたくさん作らず、1週間に1品でもＯＫ。そのまま食べるのはもちろん、丼や麺、サラダにもアレンジして食べきりましょう。

この本では、3種の肉みそ、ひじき煮、煮豚、なめたけ、ピクルスの5品を紹介します。自分の余力に合わせて、時間も気持ちも余裕のある週末に作っておいて、平日の食事をラクに用意しましょう。

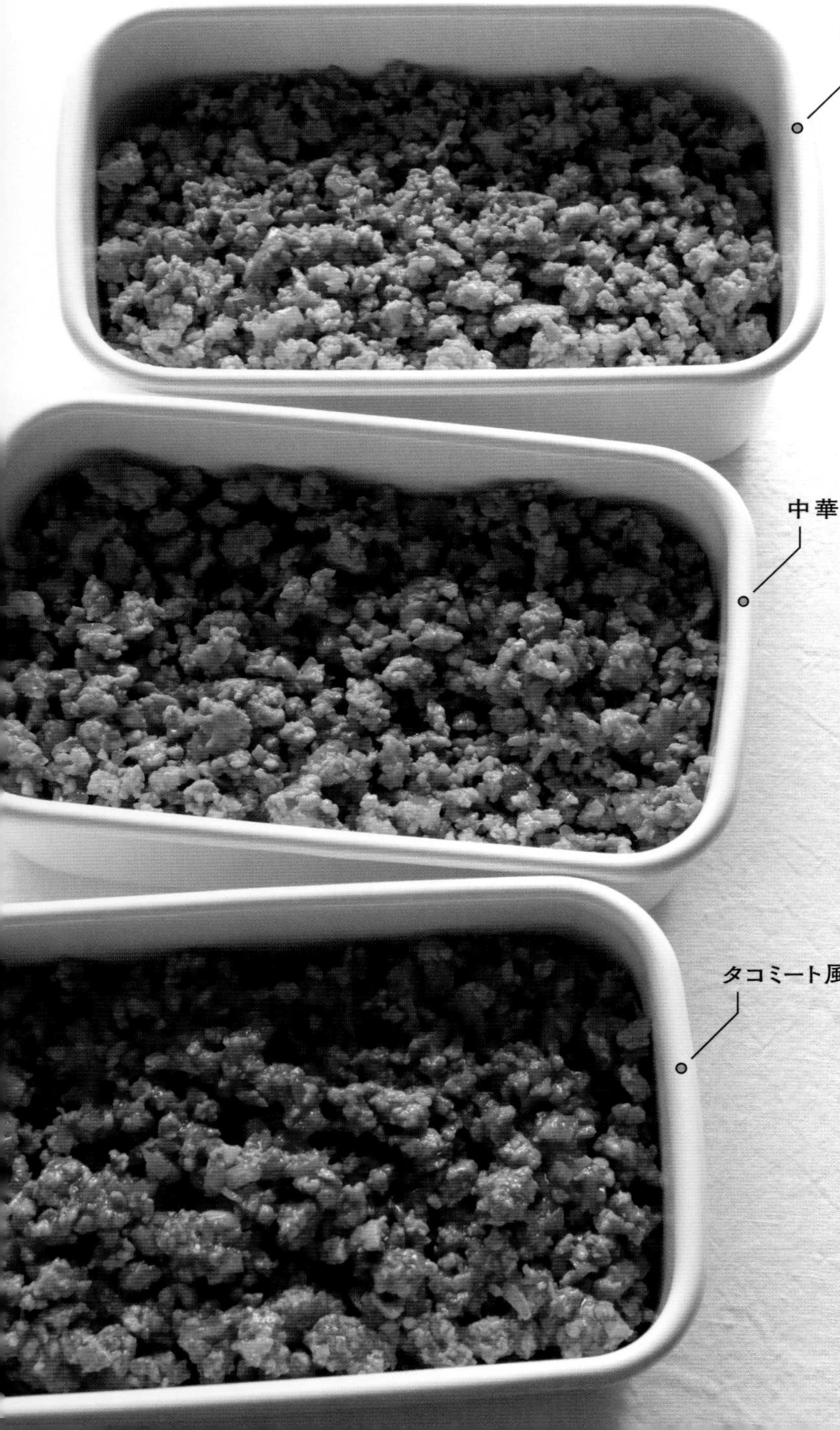
和風
中華風
タコミート風

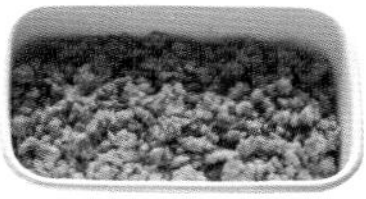

3種の肉みそ

和風

材料（作りやすい分量）

豚ひき肉（赤身）…… 500g
玉ねぎ（みじん切り）
…… ½個分（100g）
しょうが（みじん切り）
…… 大さじ3
A | しょうゆ …… 大さじ3
　| みりん …… 大さじ3
太白ごま油 …… 大さじ1

作り方

1 フライパンに太白ごま油を入れて熱し、玉ねぎ、しょうがを加えて炒める。軽く火が通ったら、豚ひき肉を加え混ぜながら炒める。

2 **1**に**A**を加え、少し汁けが残る程度まで煮て火からおろす。脂が多ければ取り除く。保存期間は冷蔵で1週間。冷凍で1か月。

POINT!

あると便利な肉みそは、多めに作るのがおすすめ。保存袋に入れて冷凍しても。そのまま食べるのはもちろん、ランチの麺などに大活躍。

中華風

材料（作りやすい分量）

豚ひき肉（赤身）…… 500g
玉ねぎ（みじん切り）
…… ½個分（100g）
しょうが（みじん切り）
…… 大さじ3
にんにく（みじん切り）
…… 1かけ分（大さじ½）
花椒（ホール軽くすりつぶす）
…… 小さじ1

A
酒 …… 大さじ2
オイスターソース
…… 大さじ2
しょうゆ …… 大さじ2

ごま油 …… 大さじ1

作り方

1 フライパンにごま油、花椒、にんにくを入れて熱し、にんにくの香りが立ってきたら玉ねぎ、しょうがを加えて炒める。軽く火が通ったら豚ひき肉を加え、混ぜながら炒める。

2 1にAを加え、少し汁けが残るくらいまで煮て、火からおろす。脂が多ければ取り除く。花椒はパウダーを使う場合、最後に加える。保存期間は冷蔵で1週間。冷凍で1か月。

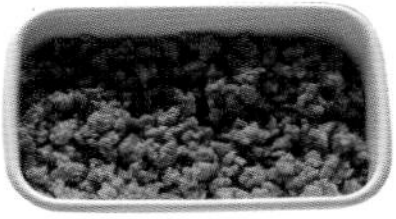

タコミート風

材料（作りやすい分量）

豚ひき肉（赤身）…… 500g
玉ねぎ（みじん切り）
…… ½個分（100g）
しょうが（みじん切り）
…… 大さじ3
にんにく（みじん切り）
…… 1かけ分（大さじ½）

A
赤ワイン …… 大さじ4
トマトケチャップ
…… 大さじ4
しょうゆ …… 大さじ½
カレー粉 …… 大さじ½
チリパウダー …… 大さじ½
塩 …… 2つまみ

EVオリーブ油 …… 大さじ1

作り方

1 フライパンにオリーブ油、にんにくを入れて熱し、にんにくの香りが立ってきたら玉ねぎ、しょうがを加えて炒める。軽く火が通ったら豚ひき肉を加え、混ぜながら炒める。

2 1にAを加え、少し汁けが残るくらいまで煮て、火からおろす。脂が多ければ取り除く。保存期間は冷蔵で1週間。冷凍で1か月。

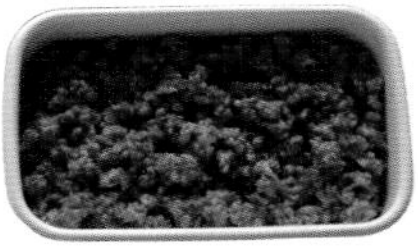

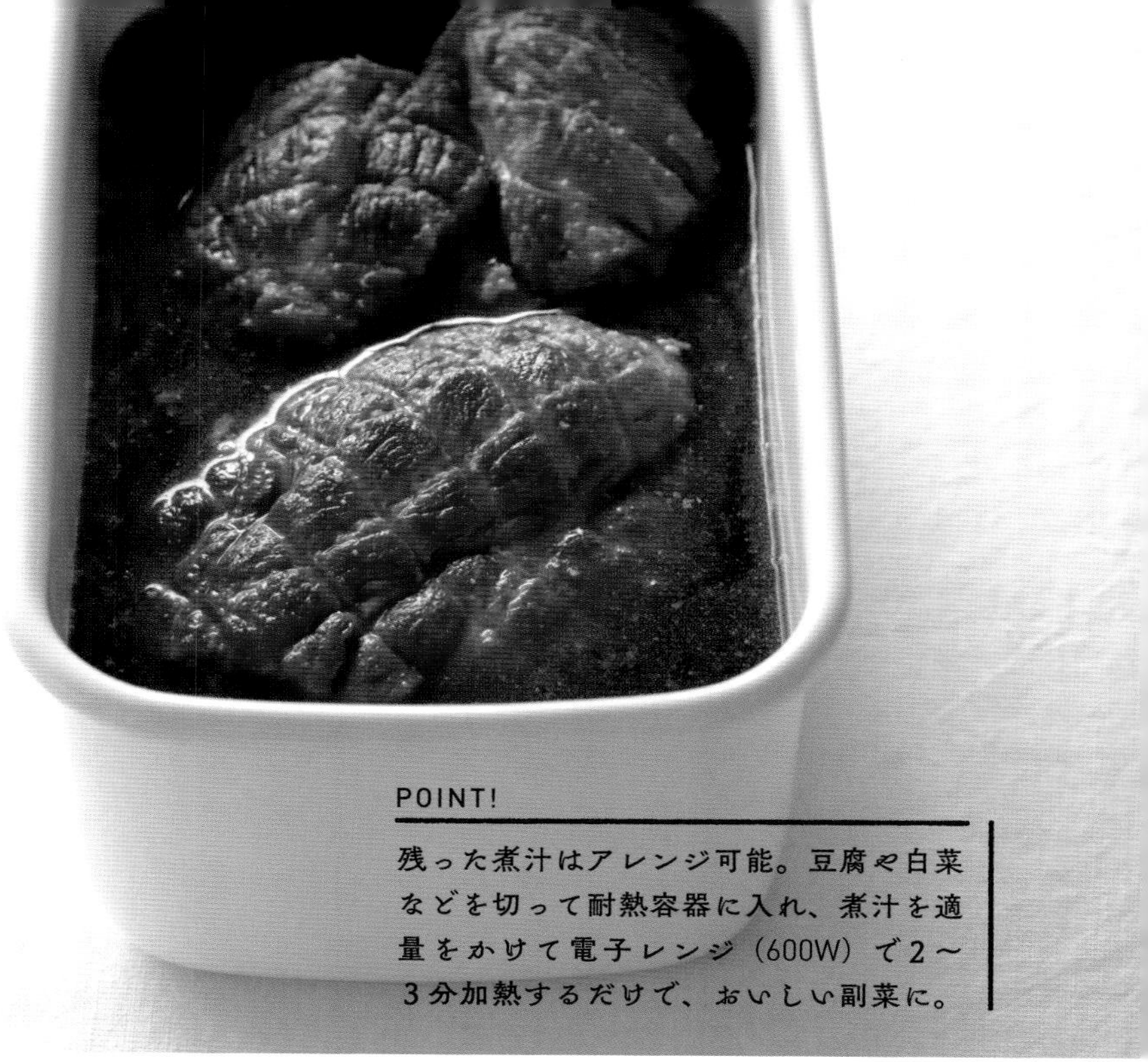

煮豚

POINT!

残った煮汁はアレンジ可能。豆腐や白菜などを切って耐熱容器に入れ、煮汁を適量をかけて電子レンジ（600W）で2〜3分加熱するだけで、おいしい副菜に。

材料（作りやすい分量）

豚肩ロース肉塊
（タコ糸を巻いたもの／300g）
…… 2つ
にんにく（大）…… 1かけ
しょうが …… 2かけ（20g）
A しょうゆ …… 150mℓ
　酒 …… 100mℓ
　きび砂糖 …… 大さじ3
　水 …… 2カップ
太白ごま油 …… 大さじ½

作り方

1 にんにくは潰し、しょうがはスライスする。豚肉は水分をキッチンペーパーでおさえて取る。直径18cmほどの厚手鍋に太白ごま油を入れて熱し、豚肉を入れて表面に焼き色をつける。出てきた脂をキッチンペーパーで取り除く。

2 1の鍋ににんにく、しょうが、Aを加え、沸騰したらアクをすくう。厚手のキッチンペーパーで落し蓋をし、途中で豚肉を返しながら弱火で40分煮る。火を止めて蓋をし、そのまま冷ます。冷めたら浮いた脂を取り除く（冷蔵庫で鍋ごと冷やすと脂が固まり、取り除きやすくなる）。保存期間は冷蔵で1週間。冷凍で1か月。

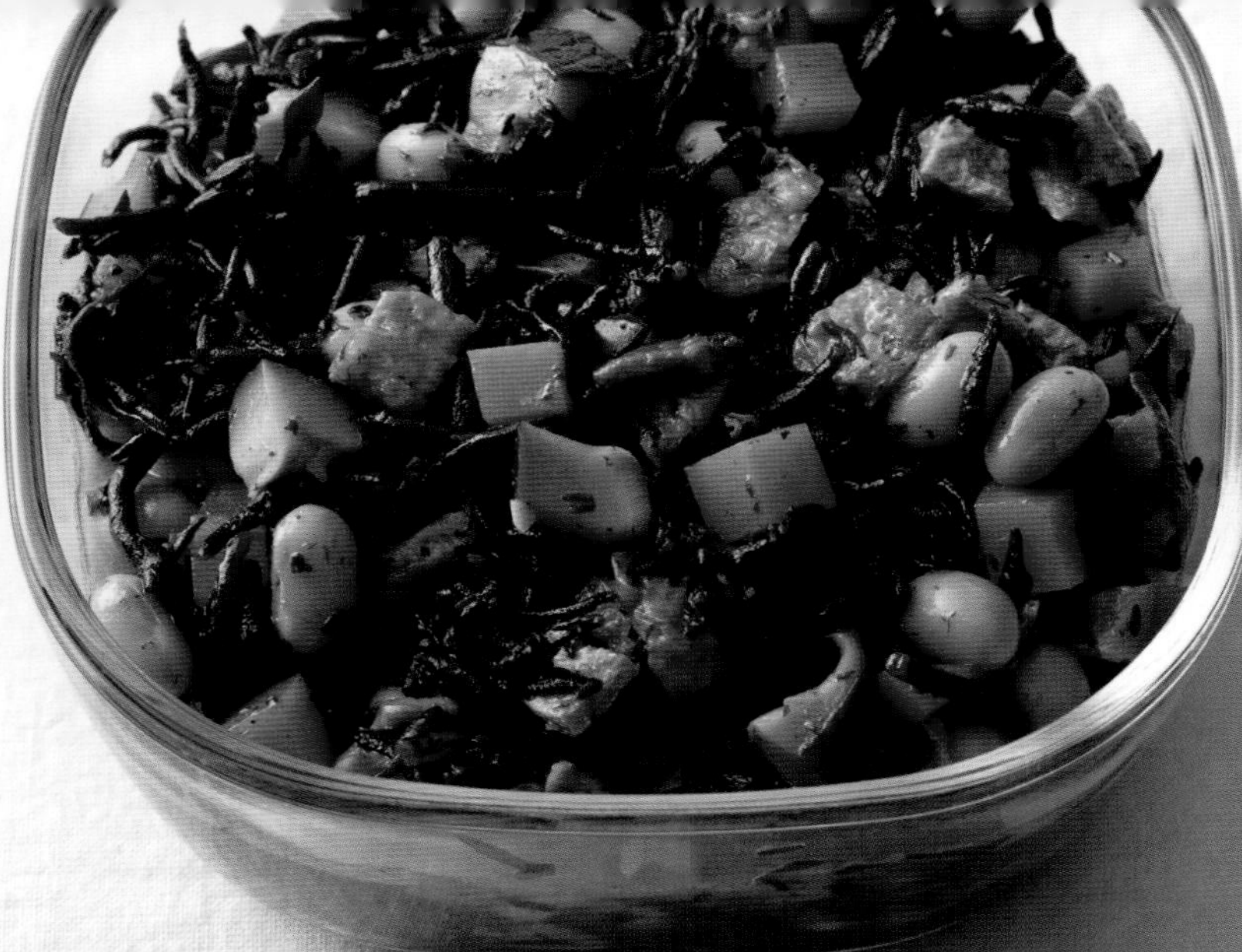

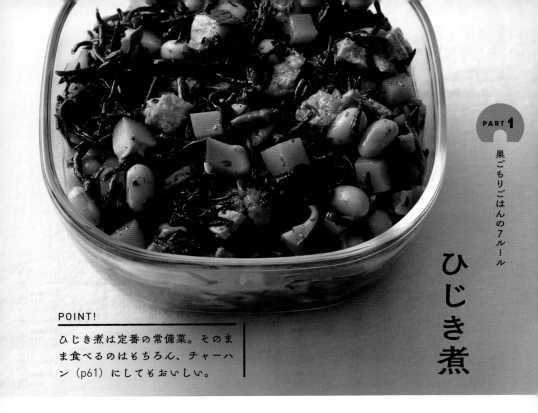

ひじき煮

POINT!

ひじき煮は定番の常備菜。そのまま食べるのはもちろん、チャーハン（p61）にしてもおいしい。

材料（作りやすい分量）

乾燥芽ひじき …… 15g
干ししいたけ …… 3枚
にんじん …… ½本(50g)
油揚げ …… 1枚
大豆(ドライパック) …… 50g
A かつおだし …… 300mℓ
　しょうゆ …… 大さじ2
　みりん …… 大さじ2
太白ごま油 …… 大さじ1

作り方

1 芽ひじき、干ししいたけは水で戻して水けをきっておく。にんじんと干ししいたけは、大豆と同じくらいの大きさに切る。油揚げは油抜きしてから同様に切る。

2 鍋に太白ごま油を入れて熱し、にんじんを入れて炒める。芽ひじき、干ししいたけを加えてさっと炒め、大豆、油揚げ、Aを加える。沸いたら弱めの中火で7〜8分煮て火からおろし、そのまま冷まして味を含ませる。保存期間は冷蔵で3日間。

ピクルス

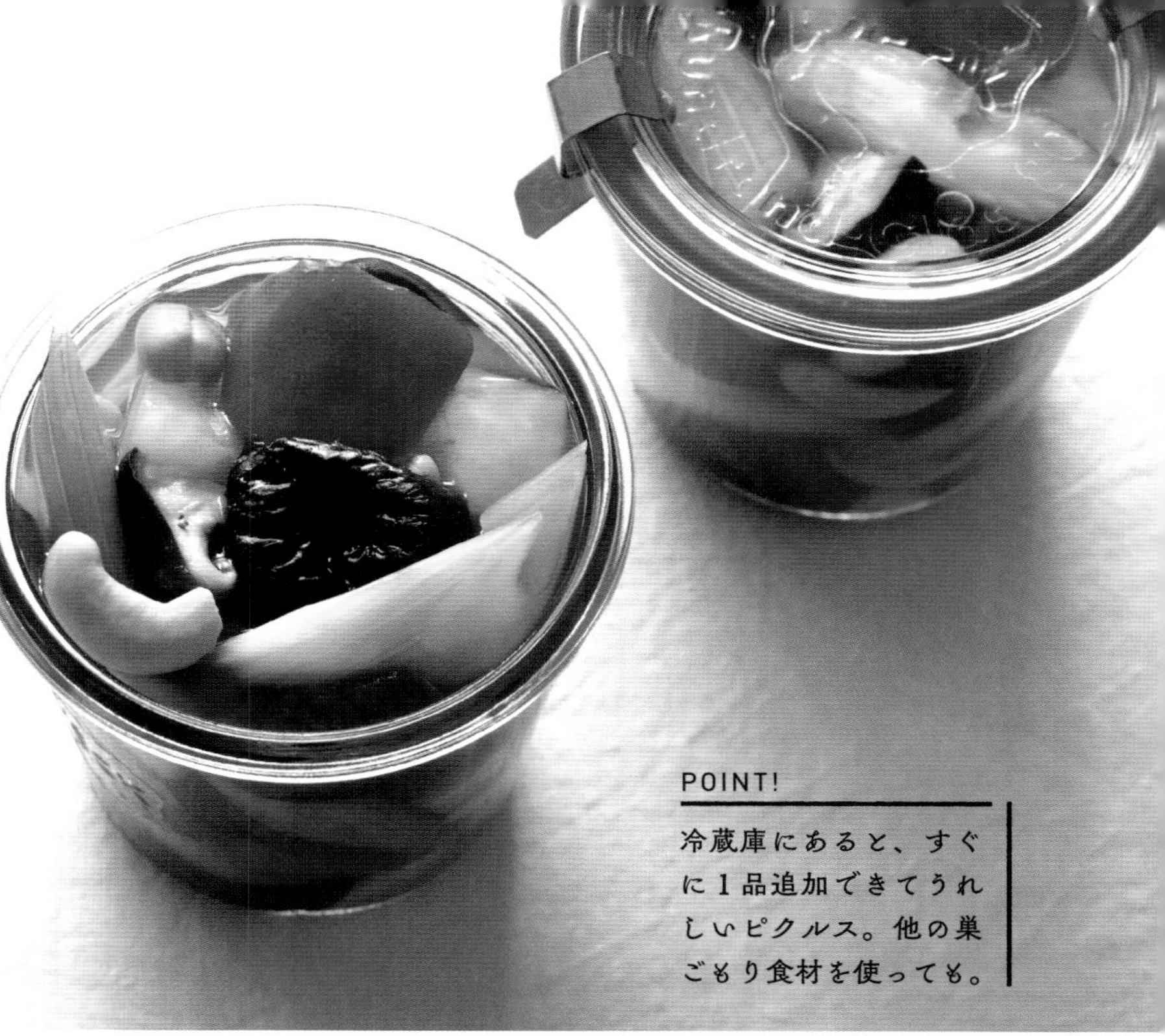

POINT!

冷蔵庫にあると、すぐに1品追加できてうれしいピクルス。他の巣ごもり食材を使っても。

材料（作りやすい分量）

パプリカ（赤）…… 1個
セロリ（葉は除く）…… 2本
大根 ……⅓本（250g）
しいたけ …… 5枚
ドライプルーン …… 6個
カシューナッツ …… 30g

A
- 米酢 …… 150mℓ
- 水 …… 50mℓ
- きび砂糖 ……大さじ6（60g）
- 塩 …… 2つまみ
- ローリエ …… 1枚
- 鷹の爪 …… 2本

作り方

1 ピクルス液を作る。耐熱容器に**A**を入れ、電子レンジ（600w）で2分ほど加熱してきび砂糖を溶かす。

2 パプリカとセロリは食べやすい大きさの乱切りにし、大根は太めの拍子木切り、しいたけは4等分する。

3 大きめの耐熱容器に大根としいたけを入れてラップをかけ、電子レンジ（600w）で3分加熱する。パプリカ、セロリを加えてさらに1分加熱する。プルーン、カシューナッツ、**1**とともに厚手の保存袋などに入れ、空気を抜いて漬ける。保存期間は冷蔵で5日間。

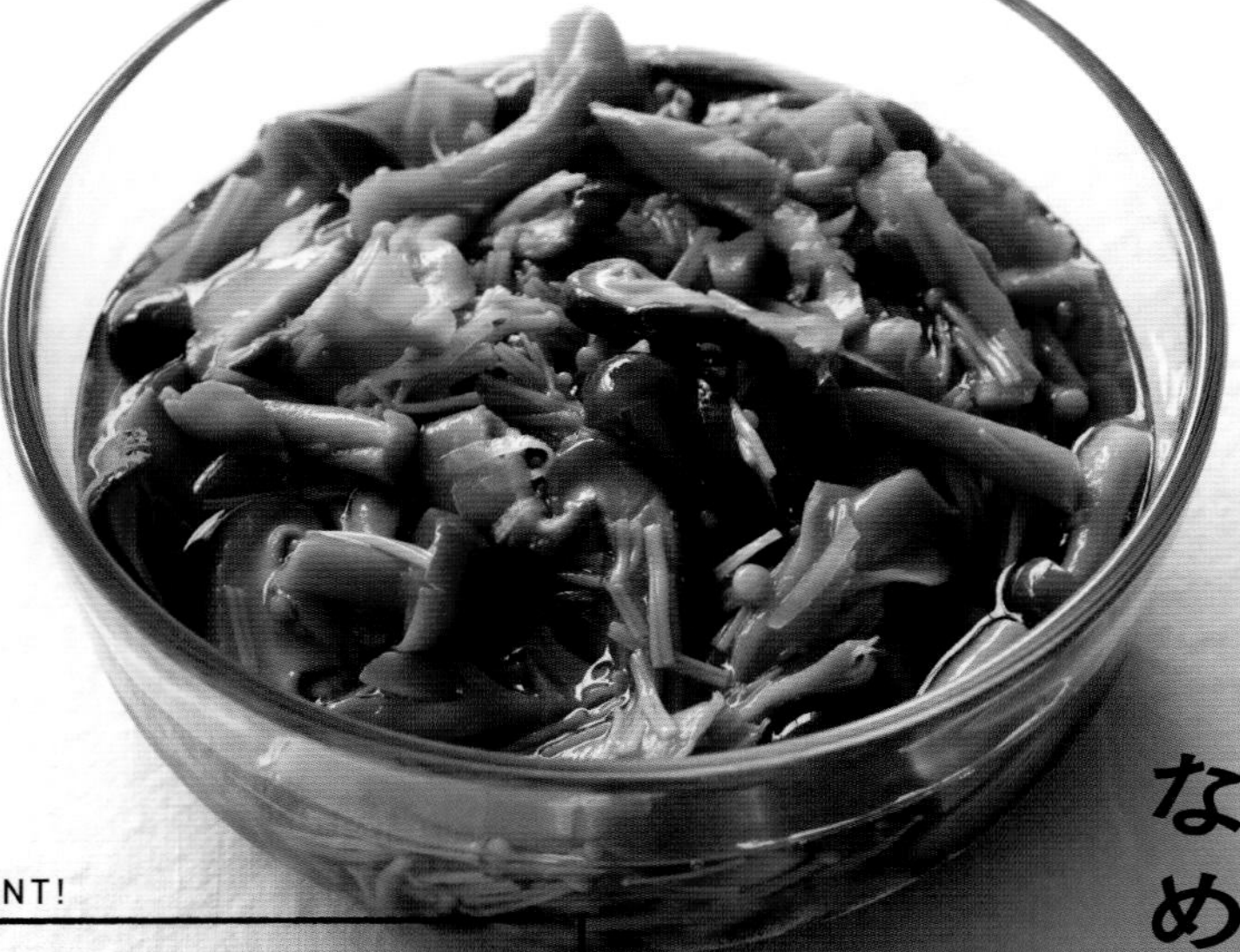

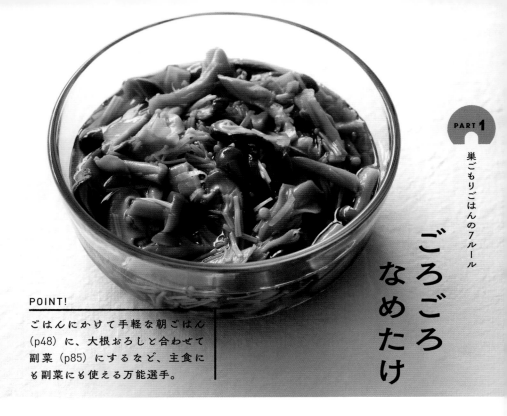

ごろごろなめたけ

POINT!

ごはんにかけて手軽な朝ごはん（p48）に、大根おろしと合わせて副菜（p85）にするなど、主食にも副菜にも使える万能選手。

材料（作りやすい分量）

えのきたけ …… 1パック(150g)
しいたけ …… 5枚
しめじ …… ½パック(80g)
まいたけ …… 1パック(80g)
しょうが …… 1かけ(15g)
A かつおだし …… 300mℓ
　しょうゆ …… 大さじ3
　みりん …… 大さじ3

作り方

1 えのきは根元を落として2cm幅に切ってほぐす。しいたけは5mm幅にスライスし、しめじとまいたけはしいたけと同じくらいの大きさにほぐす。しょうがはせん切りにする。

2 フライパンにAとしょうがを入れて火にかける。沸いたらきのこをすべて加える。再度沸いたら、時々混ぜながら中火で5～6分ぐつぐつと煮る。とろみがつき、煮詰まってきたら火からおろす。冷めると水分が落ち着くので、少し緩いかなと思うくらいで火を止める。保存期間は冷蔵で5日間。

03 副菜は火を使わない

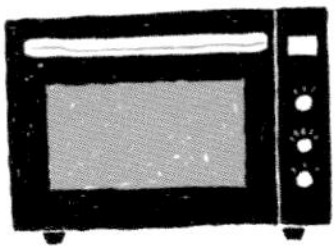

作りおきや ゆでおき、レンチン活用

この本では、平日の献立をメインとサブの2品で提案しています。家事に仕事に忙しいなか、2品作るのは結構手間がかかるように思いますが、大丈夫です。

それは、火を使わずに作れるから。作りおきを盛るだけ、食材を切って和えるだけ、電子レンジで調理する。スープ以外は、ほとんど火を使わないものばかり。すき間時間に作ったゆでおきを使えば、さらに手軽。メインもサブも丁寧に作る必要はありません。

メインを作っている間、もしくはメインを作り終わったあとにさっと準備したり、調理したりできるものばかりです。

この本で作る副菜

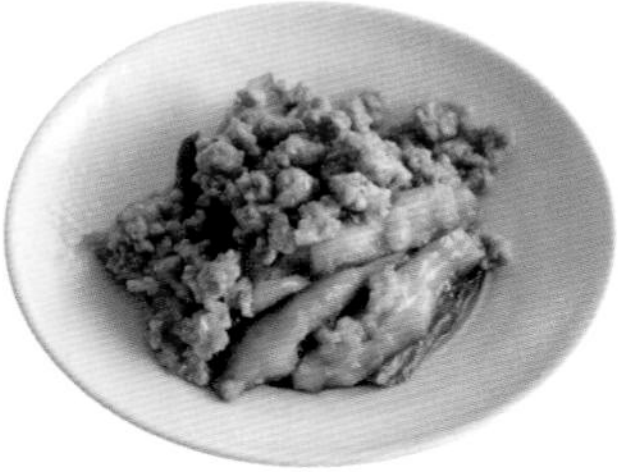

作りおきを使って

切ったりおろしたりした野菜に作りおきをかけるだけ。作りおきがあってよかったと思うのは、こういうとき。

p85　なめたけおろし
p87　きゅうりのたたき肉みそかけ

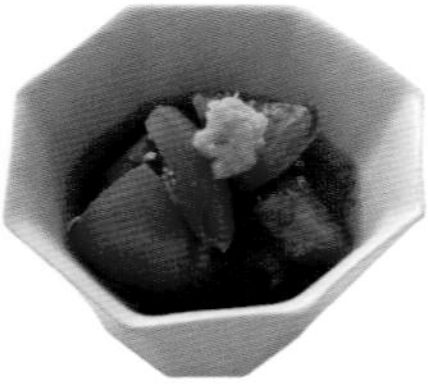

切って和えるだけ

野菜を切って、調味料や市販品と和えるだけ、混ぜるだけで完成。サラダなど、特に夏はうれしいレシピです。

p79　トマトもずく酢
p91　レタスのゆかりサラダ

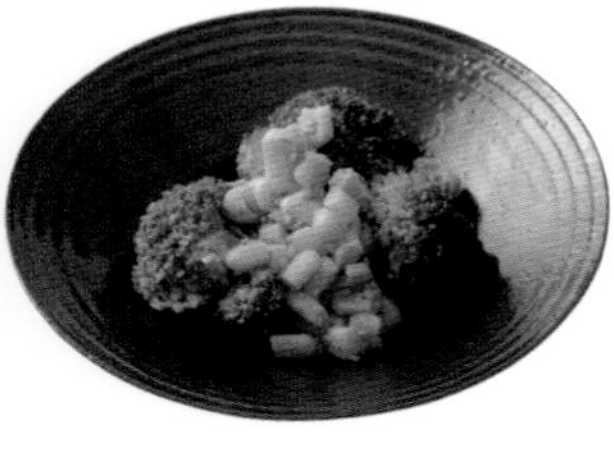

レンチン調理

生の野菜や冷凍食材を使って、電子レンジで調理できるもの。冷凍食材はストックもできて◎。ぜひ作ってみてください。

p73　ブロッコリーのナムル
p101　ほうれん草のおひたし

04 すき間時間を活用する

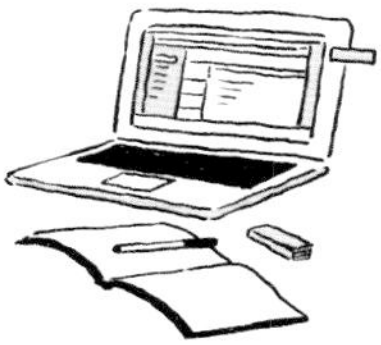

すき間時間だから、できることがある

巣ごもり生活で悩ましいのは、オン／オフの切り替え。仕事で煮詰まったり、集中力が切れたりしたときの気分転換も欲しいもの。

そこで、活用したいのが10～15分のすき間時間です。ランチ休憩の時間や作業の合間の時間を使って、食材をゆでたり、漬けたりするのです。仕事や家事以外の作業をすることでリフレッシュできますし、気分を切り替えることができます。食事の用意もラクになりますね。

また、家で仕事するメリットは台所が近いこと。余熱調理や弱火で煮込む、なんてこともしやすいのです。

すき間時間活用のアイデア

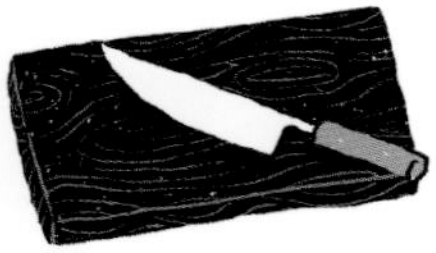

すき間時間活用1　切る

夕食で作るものが決まっていたら、食材を切っておくとラクチン。切った食材は状態が変わらないよう、ラップするなどして冷蔵庫に入れておきましょう。使う調味料を計量しておくのもよいですね。

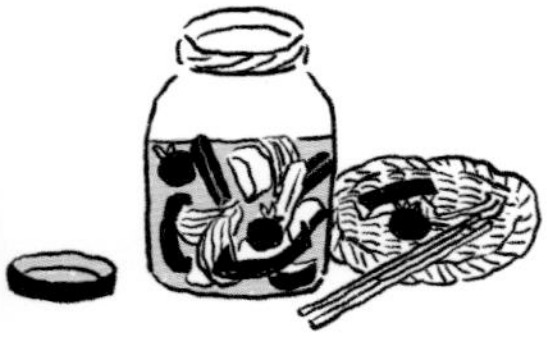

すき間時間活用2　漬ける

ピクルス(p23)やピーナツとドライいちじくのはちみつ漬け(p127)など漬ける料理は、ぜひすき間時間に。食材を切って調味料に入れるだけ。ニラだれ(p122)も、味がなじんでおいしくなります。

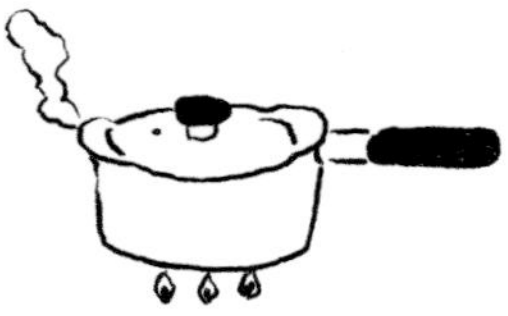

すき間時間活用3　ゆでる

もう少し余裕のある人は、ぜひゆでる作業を。ゆでしゃぶやゆでささみを作っておけば、ランチに夕食に便利です。お湯を沸かして食材を入れて、余熱で火入れすると肉もしっとりやわらかに。

ゆでささみのレシピ

材料（作りやすい分量）

鶏ささみ …… 3本
酒 …… 大さじ2
水 …… 2カップ

作り方

厚手の鍋に酒と水を入れて沸かし、キッチンペーパーでドリップを拭き取ったささみを入れる。再度沸騰させたら火を止め、蓋をして10分以上冷ます。すぐに使わない場合は、ゆで汁ごと冷蔵庫で保存する。

05

買い物は週2回

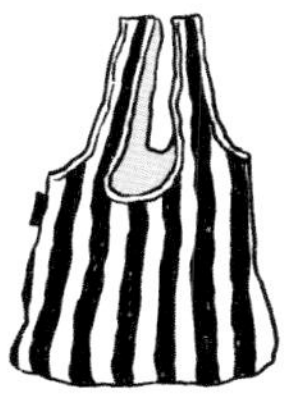

1週間で、ゆるく食材を回す

巣ごもり期間中は、買い物も行きづらいときがあります。忙しいときは、こまごまと買い物に行くのも億劫なもの。

缶詰や冷凍食材などのストック食材（p34ルール6）を活用しながら、週2回の買い物で食事を作るコツやアイデアを紹介します。

大切なのは、ゆるく考えること。「この食材をいくつ買って、こう使い切る」など、必ずこうしなければ！と思うとプレッシャーになります。余った食材は朝食の鮭缶ペーストのおかず（p48）、ランチのスープ（p57参照）にすることにして、1週間の単位で、ゆったり使い回しましょう。

週2回の買い物のコツ

ネットスーパーを使う

外出を避けたいときに便利なネットスーパーは、必要なものを考えながら買い物ができるのでおすすめ。利用しやすいスーパーを探してみましょう。

食材の使い回しレシピを持つ

食材の使い道を細かく決めて、分量を決めて買うのは大変。考えるだけで疲れてしまいます。大まかに献立を賄う食材・分量を買って、余った食材は使い回しレシピで消費します。この本では、残り野菜で作れるスープ(p57)やおかず(p48)を紹介。残った野菜や好みの食材などを入れて、手軽に作ることができます。

冷凍品・市販品を活用

ちょっとだけ使いたいものや下ごしらえが面倒なものは、思いきって冷凍食材を使いましょう。例えば、揚げなす。とろりとした揚げなすはおいしいですが、作ることを考えると……。冷凍揚げなすなら使いたい分だけ使うことができます。分量が少ない、副菜に使う食材も冷凍食材活用がおすすめ。

買い出し日を決める

なんとなく買い物に行く日を決めるのではなく、自分のライフスタイルに合わせて決めましょう。例えば、平日5日が仕事、土日が休みの場合は、水曜と土曜に買い物に行く。疲れが溜まってくる週後半の前に行っておけば、木曜と金曜は買い物のことは考えなくてOK。休日の土曜なら、気分もゆったりして、週明け火曜までの献立も考えやすくなります。日持ちするものはまとめて買っておいてもよいでしょう。

買い物メモを作る

こちらも、なんとなく食べたいものを買うのではなく、大まかな献立に合わせてリストを作りましょう。細かく決める必要はありません。実際は変わってもOKくらいの気持ちで買います。

食材の分量を見当づける

店舗や地域によって、販売されている食材の分量や大きさは異なりますが、1パックや1袋など切りのいいパッケージの分量をなんとなく覚えておくと便利です。p33で目安を紹介します。

実践!　春の買い物メモ

例として、春の献立(平日p70〜79、週末p110)の買い物を紹介します。作りおきの煮豚(p21)を1品作ります。これに好みの朝食と昼食を組み合わせていきましょう。

土曜に買うもの

豚肩ロース塊肉	300g×2	豚こま切れ肉	1パック
鶏むね肉(小)	1枚	さば	半身
アサリ缶(水煮)	1缶	豆腐(絹)	1丁
クレソン	1束	アスパラガス	1束
ブロッコリー	1株	赤玉ねぎ	½〜1個
エリンギ	1パック	えのきたけ	1袋
紫キャベツ	¼〜½個	にんにく	1個
しょうが	1個	レモン	1個
アボカド	1個	バジル	1パック
冷凍コーン	1袋	ドライトマト	1袋
食パン	1斤	切干大根	1パック
小ねぎ	1束	プレーンヨーグルト	1パック

POINT!
- 煮豚は週末に作り、半量を冷凍しておきます。平日の献立で使えて便利
- 紫キャベツはレシピの倍量作っても
- これに朝と昼のメニューを決めてプラス

水曜に買うもの

冷凍むきえび	1袋	さば缶(水煮)	1個
豆腐(絹)	1丁	スナップえんどう	1袋
長ねぎ	1本	キャベツ	1/4個
しいたけ	1袋	セロリ	1本
トマト(小)	1個	小松菜	1束
赤パプリカ	1個	大葉	1束
春雨	1袋	春巻きの皮	1袋
もずく酢(三杯酢)	3個入り	ミックスナッツ	1袋
らっきょう(甘酢漬け)	1袋		

POINT!
- もずく酢は「まいたけともずく酢の酸辣湯(p124)」にも使えます
- 春雨はスープに足して使える、おすすめストック食材
- 残りのミックスナッツは、そのまま食べておやつにしたり、はちみつに漬けても(p127)
- このほかに、ゆでおき用に鶏ささみなどを買っておくと便利

季節ごとのポイント

食材について、買い物や保存のコツをはじめ、
巣ごもり食材以外で、季節ごとに食べたい食材を紹介します。

春

- 気温が上がってきて、意外に早く食材がダメになってしまうので注意。冷蔵するものは早めに冷蔵庫へ
- ブロッコリーは冷凍食材でも
- 早めに使うなら、むきえびは生のものを買うとおいしい
- 大葉は空き瓶などに茎を下にして入れ、茎だけがつかるように水を入れておくと長持ち
- あさりは春が旬。生のものを使っても。情緒不安定などの春の不調やデトックスに

夏

- 食材が傷みやすいので、潔くストック食材を活用する
- 余った赤玉ねぎは、翌日にサラダランチなどに活用
- サブは生のまま食べられる食材を使っても
- 水分補給や熱をとる働きのあるきゅうりやズッキーニを食べる

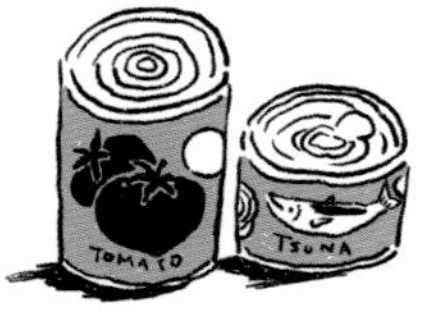

秋

- 乾物や缶詰など、ストック食材と生の食材を組み合わせて
- 冷凍ほうれん草を使ったレシピは、生のほうれん草を使っても
- 秋は乾燥対策を。れんこんや梨、チーズ、豚肉などを食べる

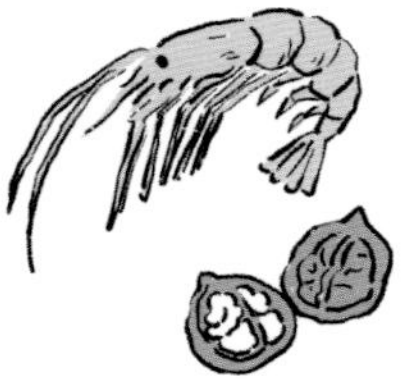

冬

- 食材が傷みにくい季節なので、まとめ買いしやすい
- 作りおきを活用する
- 体を温めるえびを食べる
- 間食には体を温め、アンチエイジングにも作用するくるみを
- 旬の白菜は胃腸の働きを助け、のどのケアにも◎

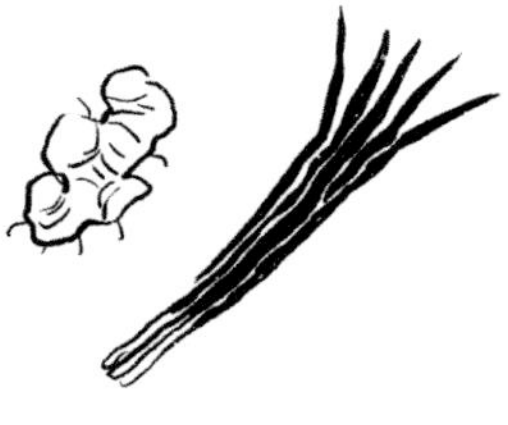

覚えておきたい食材の目分量

よく使う食材は、ひとつのパッケージが何グラムなのか覚えておくと便利です。野菜や魚介は個体差があるので、あくまでも目安にしてください。

小松菜1束	200g
ほうれん草1束	230g
春菊1束	200g
水菜1株	60g
ニラ1束	100g
ブロッコリー1株	200〜300g
アスパラガス1本	25〜30g
パプリカ1個	200g
キャベツ¼個	300g
白菜¼個	700g
レタス1玉	350g
玉ねぎ1個	150g
トマト(中)1個	200g
しめじ1パック	160g
えのきたけ1袋	150g
長いも10cm	250〜300g
大根½本	300〜400g
鶏もも肉(小・皮なし)1枚	150〜200g
鶏むね肉(小・皮なし)1枚	150〜200g
鶏ささみ肉1本	50g

06 ストック食材を常備する

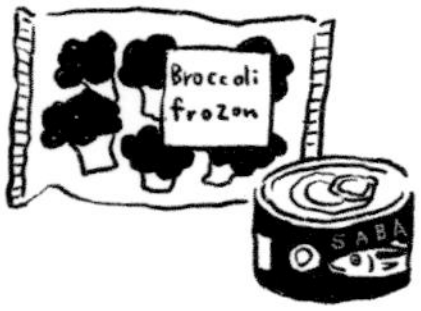

日持ちして、好きな分だけ使えて便利

少ない買い物でごはんを賄うためには、日持ちする冷凍食材や乾物、缶詰などのストック食材が欠かせません。

この本でも、野菜は冷凍食材や乾物を、魚は生鮮よりも日持ちのする塩鮭、缶詰などを使ったレシピを紹介しています。

冷凍食材や乾物は使いきらなくても、好きな分だけ使えるので、副菜などに少しだけ使いたいときに重宝します。

あれこれそろえる必要はありません。好みや使い勝手で選んで、常備するようにしましょう。特に夏場はおすすめです。

乾物

長期保存できる乾物は、うまみや栄養が凝縮された優秀な食材。生の大根よりも、切り干し大根の方がカルシウムや鉄分が多く含まれています。この本では、ひじきや切り干し大根、春雨、乾燥わかめなどを使ったレシピを紹介。春雨はスープなどに足すと、腹持ちがよくなります。乾燥小えびは薬味としても使えます。

[乾物を使ったレシピ]

→ひじき煮　p22
→切り干し大根のあんかけ卵焼き　p93
→白菜のレンジ蒸し　p97
→牛肉と野菜のチャプチェ風　p99
→豆腐とわかめの和えもの　p109

缶詰

たんぱく質源になる魚介の缶詰がおすすめです。使う際は身だけでなく、汁も捨てずに活用しましょう。食材のうまみが出ているので、料理に使うとコクが出ます。この本では、鮭缶(水煮)、さば缶(水煮)、あさり缶(水煮)、カニ缶(水煮)を使ったレシピを掲載しています。ホールコーンは冷凍コーンを使用していますが、コーン缶を使っても。

[缶詰を使ったレシピ]

→鮭缶ペーストのおかず　p48
→豚肉とあさり缶のピリ辛炒め　p73
→さば缶とセロリの春巻き　p79
→カニ缶の塩麻婆　p87
→鶏肉のクリームコーン煮　p91

冷凍食材

種類が豊富なので、いくつかそろえておくと便利です。使いたい分だけ解凍して、残りはきちんと封をしましょう。夏場に買うときは、保冷袋を持参する、3～4袋まとめ買いする、買い物の最後にカゴに入れると溶けにくくなります。電子レンジで解凍する際は、キッチンペーパーに包むと水分でべちゃっとなりません。

[冷凍食材のレシピ]

→ブロッコリーナムル　p73
→カリカリ豚と揚げなすのおろしかけ　p81
→卵の韓国風スープ　p99
→ほうれん草のおひたし　p101

07 巣ごもり食材を食べる

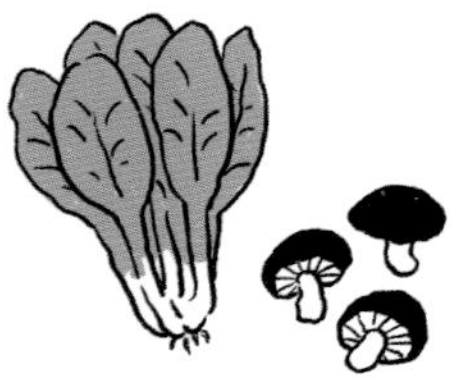

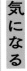

気になる巣ごもり中の不調に

運動不足になったり、免疫が気になったり、イライラすることが増えたり。気になる不調の多い巣ごもり期間中は、ぜひ「巣ごもり食材」を食べましょう。

薬膳の考えに基づいた、巣ごもり期間中に気になる心身の不調をケアしてくれるものばかりです。どれもスーパーで買える食材なので、意識して使ってみましょう。

この本で紹介しているレシピでは、巣ごもり食材を中心に使い、旬の食材を組み合わせました。巻末には、特に気になる不調に効果のある食材を使ったサブおかずも掲載しています。

巣ごもり食材ベスト10

巣ごもり期間中、特に意識して食べたい食材です。一年を通して手に入りやすいものばかりなので、ぜひ食べましょう。

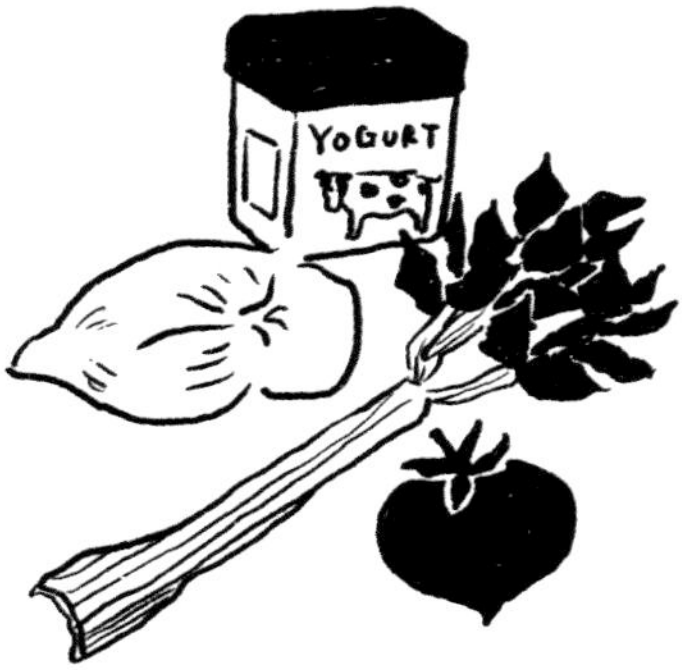

セロリ

イライラやむくみが気になるときに。精神を安定させる働きがあり、ストレスによるイライラや不安をやわらげ、頭痛の改善にも役立ちます。体の余分な熱や水分を取り除くので、むくみが気になるときに食べましょう。ただし、冷え性の人、胃腸が弱い人は食べすぎに注意。

小松菜

イライラや便秘に。小松菜は胃腸の機能を高めるため、消化不良対策にも◎。イライラを鎮めたり、気持ちを落ち着かせたりしてくれます。体に潤いを与えてくれるため、ほてりにもよく、熱を持った吹き出物や便秘の改善にもおすすめです。

キャベツ

胃腸の弱い人や食欲のないときに。キャベツは「胃」の働きをよくしてくれます。胃の働きがよくなると、「気（エネルギー）」や「血《けつ》（血液のこと）」を作る働きが高まるため、体力がないなと感じている人はぜひ食べましょう。疲労回復やアンチエイジングにも。

さや豆

食欲がないときやむくみがあるときに。絹さや、いんげん、スナップえんどうなどのさや豆には、疲労回復を助ける働きが。体内の余分な水分を排出するため、むくみの改善にも役立ちます。解毒作用もあるため、吹き出物や湿疹などにも。

きのこ

便秘や免疫機能の低下が気になるときに。きのこは食欲不振や消化不良を改善してくれます。食物繊維が豊富なので、便秘が気になるときや腸活にも。きのこは免疫の働きを正常にする作用があり、なかでもまいたけが高い作用を持っています。

しょうが

体を温めたいときに。しょうがは胃腸の冷えによる食欲不振や腹痛、吐き気などを改善してくれます。また、体温を上げて発汗を促し、余分な熱や水分を除くため、むくみの改善にも◎。風邪のひきはじめには、ぜひ食べましょう。生薬としても使われる食材です。

さば

貧血や血行不良が気になるときに。さばは胃腸の働きや血の巡りをよくしてくれます。「気」や「血」を補うため、体力をつけたい人、疲れやすい人におすすめ。イライラしたときにも効果的。脳の働きをよくしてくれます。

トマト

食欲がないとき、胃がもたれるときに。トマトは胃の働きをよくしてくれます。体の余分な熱を冷まし、潤いを与えるため、夏におすすめの野菜です。イライラを鎮める作用があり、そのほかにも高血圧の予防や動脈硬化予防にもよいといわれています。

鶏肉

体の不調を感じたときに。鶏肉は胃腸を温め、消化吸収がよいので負担がかかりません。胃腸が弱い人や子ども、高齢の方の滋養強壮におすすめ。アンチエイジングや体力の低下が気になる人にも適しています。ささみ肉など、ゆでおきしておくと便利。

ヨーグルト

体の乾燥が気になるときに。ヨーグルトやチーズなどの乳製品には、体に潤いを与える作用が。肺や大腸に潤いを与え、それらの働きを助けるため、のどの乾燥やせき、肌の乾燥、便秘などを予防・改善してくれます。朝食やおやつに食べましょう。

巣ごもり食材　プラス16

ベスト10の食材に加えて、巣ごもり期間中に摂りたい食材を16種類紹介します。料理に意識的に取り入れるほか、そのまま食べられるものは、おやつなどにお菓子の代わりに食べるようにしてください。

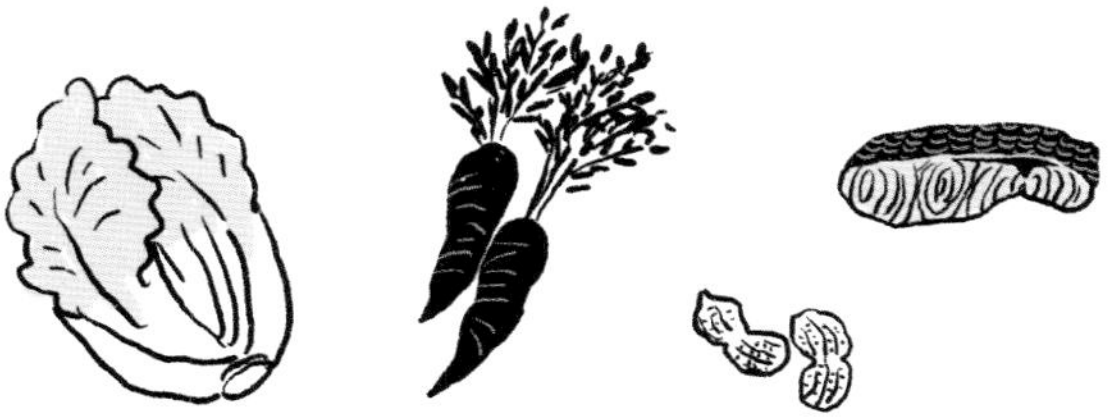

ほうれん草

貧血や肌の乾燥が気になる人に。ほうれん草は「血」を養い、体を潤す作用があるため、貧血の人におすすめです。体の余分な熱を取り、腸にも潤いを与えるため、便通をよくします。風邪や貧血の予防にぜひ食べましょう。冷凍食材もあるので、ストックしておくと◎。

春菊

不安やストレスを感じたときに。春菊の香りはストレスによるイライラや不安感を改善してくれます。不眠や高血圧などにも。せきや痰が出るなど、呼吸器系の不調や食欲不振にもおすすめ。生の葉を摘んでサラダにするとおいしい。独特の風味も気になりません。

白菜

発熱したときや食べ過ぎたときに。白菜は体の余分な熱を冷まし、潤いを与える作用があります。胃腸の働きをよくして、消化不良や便秘などを改善します。体の余分な水分を取る働きもあるので、むくみの改善にも効果的。食べ過ぎや飲み過ぎのリセットにおすすめ。

ニラ

足腰の冷えが気になるときに。ニラは体を温め、足腰の冷えをじんわりと、でも力強く改善してくれます。血行不良の改善にも◎。胃腸を温めて消化吸収をよくするため、滋養強壮に役立ちます。ニラだれ(p122)はサラダや麺に使えるほか、豆腐にかけても。

ピーマン・パプリカ

イライラや食欲不振が気になるときに。ピーマンは「気」の巡りをよくしてくれるため、イライラしているときにおすすめ。食欲がないときや胃がもたれているときなどにも食べましょう。抗酸化物質のビタミンCやビタミンEが豊富なので、風邪予防や美肌作りに。

なす

夏バテの予防や、むくみがあるときに。なすは体の余分な熱や水分を取り除くため、のぼせやむくみを解消してくれます。皮には血流をよくする作用もあります。胃腸の働きをよくし、食欲不振や消化不良の改善にも。夏バテの予防にもぜひ食べましょう。

とうもろこし

むくみがあるとき、食欲がないときに。食が進まないときや、疲れたときの栄養補給におすすめ。利尿作用があり、体を冷やさずに体内の余分な水分を取り除いてくれます。冷凍食材を活用して。「コーン茶」の原料にもなるヒゲは、むくみや高血糖、高血圧などに効果あり。

にんじん

目が疲れたときや胃腸の不調に。にんじんは消化を促したり、おなかの張りや便秘を改善したりします。目の乾燥や視力低下を防ぐため、目が疲れたときは意識して食べましょう。体を潤す作用も。βーカロテンが豊富なため、免疫力アップやアンチエイジングに。

大根

消化不良やのどの痛みが気になるときに。大根は胃腸の働きを高め、消化を促しておなかの張りを改善してくれる食材です。また、体の余分な熱を取り、肺を潤すため、のどの痛みやせき、痰を取り除く効果もあります。

長いも

体力アップや胃腸のケアに。肺などを潤して機能を高めるため、慢性的なせきを鎮めたり、消化不良や下痢を改善したり、体力アップや老化防止に役立ちます。ねばねばは食物繊維の一種で胃腸の粘膜を保護してくれます。便利な冷凍のとろろを活用して。

海藻

ほてりやむくみが気になるときに。わかめやもずくなどの海藻には、体の余分な水分を排出する働きが。体にこもった余分な熱や水分を出すため、むくみの改善におすすめ。ただし、冷えのある人は食べすぎに注意しましょう。乾燥わかめや市販のもずく酢が便利。

鮭

イライラや血行不良に。鮭はおなかを温め、胃腸などの働きを高めます。食欲がないときや胃もたれ、冷え、貧血などの不調におすすめ。疲労回復や便秘などにも◎。生の鮭やサーモンだけでなく、塩鮭や鮭缶(水煮)なども使ってみましょう。

卵

貧血や不眠対策に。卵は貧血や不眠を改善したり、精神を安定させたりしてくれます。卵白は体の余分な熱を取り、潤いを与える働きがあるため、のどの痛みやせきなどを鎮めます。市販の温泉卵は、料理にちょい足しできて便利。手軽にたんぱく質も補給できます。

大豆製品

疲労回復や胃腸ケアに。大豆には、食欲不振や消化不良の改善、体内の余分な水分の排出、大腸の調子を整えるなどの働きがあり、むくみや便秘対策にも。大豆イソフラボンも豊富。たんぱく質源として、厚揚げや豆腐を活用して。ゆで大豆もストックしておくと◎。

柑橘類

ストレスやイライラが気になるときに。柑橘類の香りにはリフレッシュ効果があり、特に皮は香りがよく、効果も◎。食欲不振や消化不良の改善にもおすすめです。のどを潤して、せきや痰などを鎮める働きがあるものも。おやつにぜひ食べましょう。

ナッツ

乾燥、便秘が気になるときに。ピーナツはせきを止めたり、便秘を改善したりするほか、むくみを改善する働きがあります。アーモンドはのどの不調やイライラ、便秘に効果的。料理のトッピングに取り入れたり、小腹が空いたときに食べたりします。

食材さくいん

それぞれの巣ごもり食材から、使用しているレシピをひけるようにしました。食材の効能も簡単に記載していますので、参考にしてください。

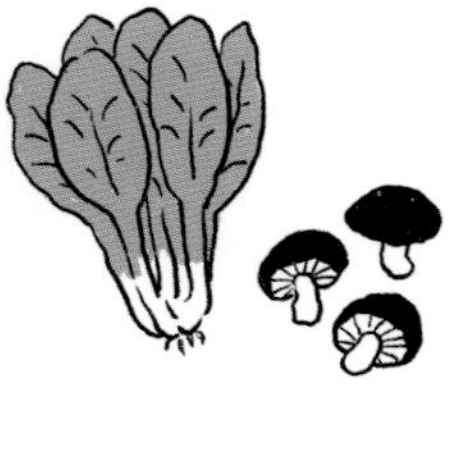

さや豆	胃腸ケア・むくみケア	57・75・115
春菊	イライラ対策・アイケア	62・95・126
しょうが	冷え対策・食欲アップ	19・20・21・24・63・65・67・75・79・85・87・97・105・118・122・124
セロリ	イライラ対策・むくみケア	23・47・79・105・117・125
大根	消化不良対策・呼吸器ケア	23・73・81・85・93・101・105
大豆製品	疲労回復・胃腸ケア	22・47・49・54・57・59・67・75・85・87・97・103・109・111
卵	貧血対策・呼吸器ケア	47・51・57・61・93・99・107・119
とうもろこし	むくみケア・食欲アップ	73・91・99
トマト	食欲アップ・イライラ対策	53・54・58・62・73・79・81・85・95・117
鶏肉	疲労回復・おなかの冷え対策	54・58・59・62・67・71・89・91・93・101・115

食材さくいん

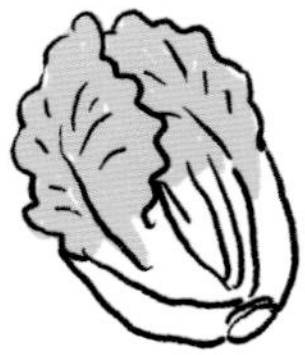

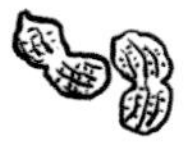

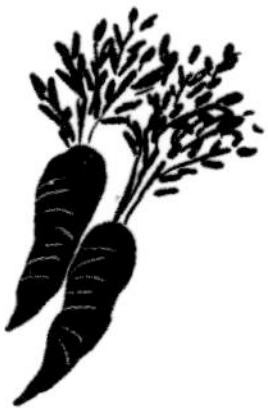

PART 2

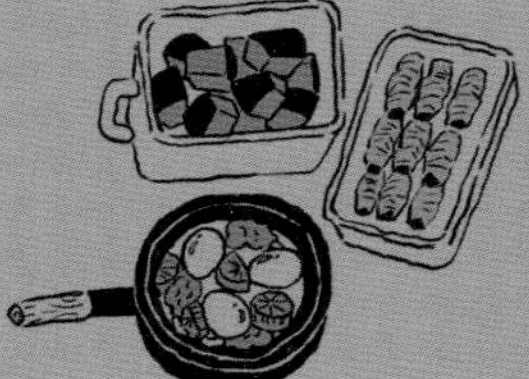

毎日の巣ごもり献立

PART1の7つのルールにそって、日々の献立を紹介します。手軽にできる朝食、ランチのアイデア、ひと手間かけた週末の献立レシピも。

献立の効能について、巣ごもり中の不調対策のほかに、胃腸ケアも多く掲載しています。胃腸をケアすることで栄養がきちんと摂取され、食材の効果を発揮することができます。また、コロナ太りが気になる場合も、きちんと消化できれば老廃物の排出もスムーズになるため、胃腸ケアを意識するようにしましょう。

朝食はルーティン化する

自分の定番メニューを決める

忙しい朝に、あれこれメニューを考える時間はありません。夕食の残りでもいいですが、それでは味気ないこともありますよね。

おすすめしたいのは、定番メニューを決めておくこと。ご飯・パン・主食なしの3つを決めて、体調や気分に合わせてローテーションさせます。そうすると朝食がルーティン化できて、悩むことなく準備できます。

主食ばかりになりがちな朝食。巣ごもり期間中は、巣ごもり食材とたんぱく質もしっかり摂りましょう。

作りおきや残り野菜を使ってできるものや、火を使わずできる朝食を紹介します。ゆで卵は、休憩時間などすき間時間に作っておくと便利です。

シナモントーストと豆乳スムージー

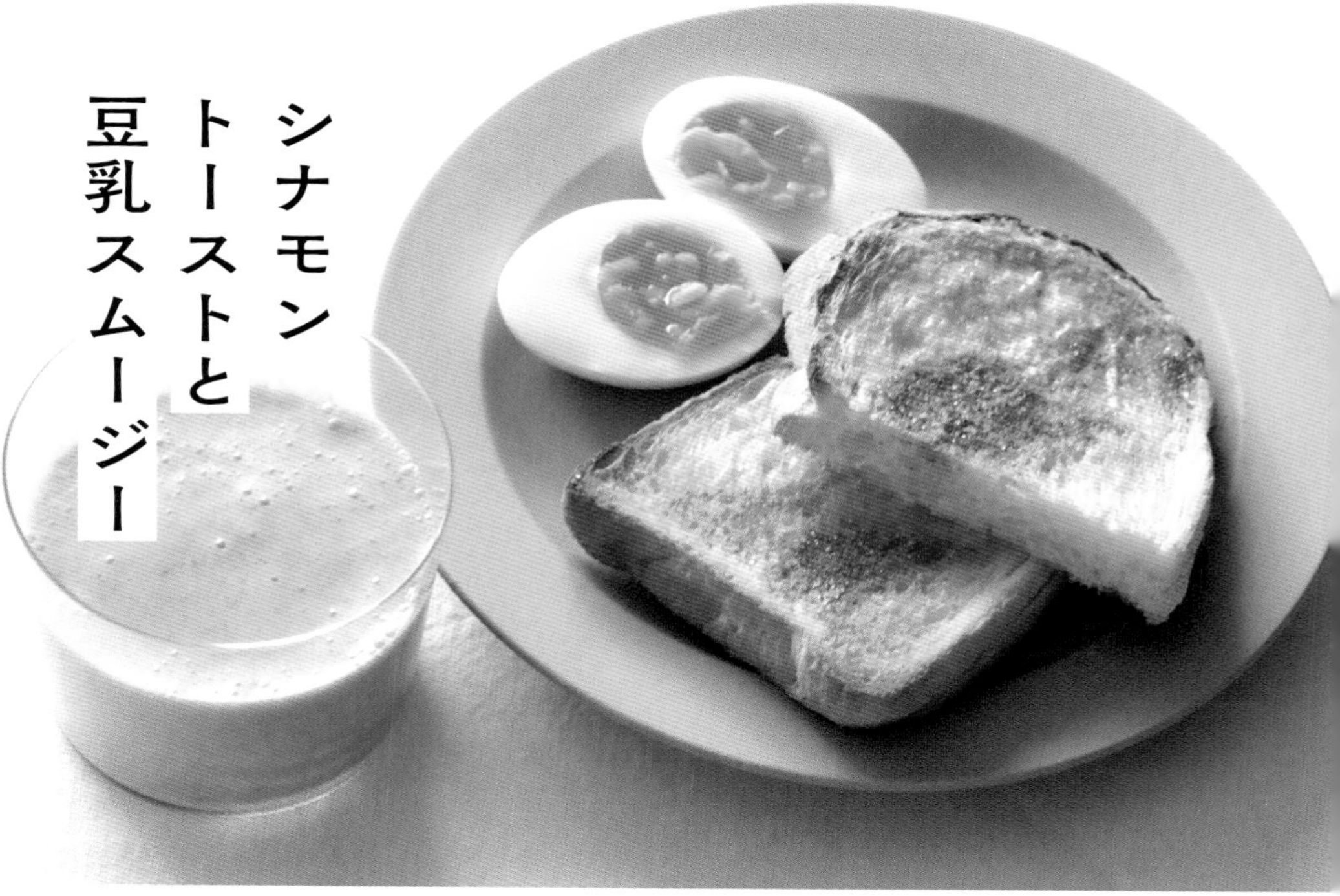

＃イライラ対策　＃のどのケア　＃むくみケア　＃腸活

材料（2人分）

卵 …… 2個

A
- セロリ（小）…… 1本
- オレンジ（大）…… 1個
- 小松菜 …… 1株（30g）
- 豆乳 …… 1カップ

食パン …… 2枚

バター …… 20g

B
- シナモンパウダー …… 小さじ¼
- グラニュー糖 …… 小さじ1

作り方

1 ゆで卵を作る。沸騰した湯に卵を入れ、7分ゆでる。流水で冷やして殻をむき、半分に切る。

2 スムージーを作る。Aのうち、セロリは筋を取って葉ごとざく切りする。オレンジは外皮をむきひと口大に切る。小松菜はざく切りする。Aをすべてミキサーに入れ、攪拌する。

3 Bを混ぜる。食パンを焼いてバターを塗り、Bを好みの分量かける。

POINT!

野菜とたんぱく質が手軽に摂れる朝食。豆乳を使うことでまろやかに。柑橘類はイライラ対策に◎。

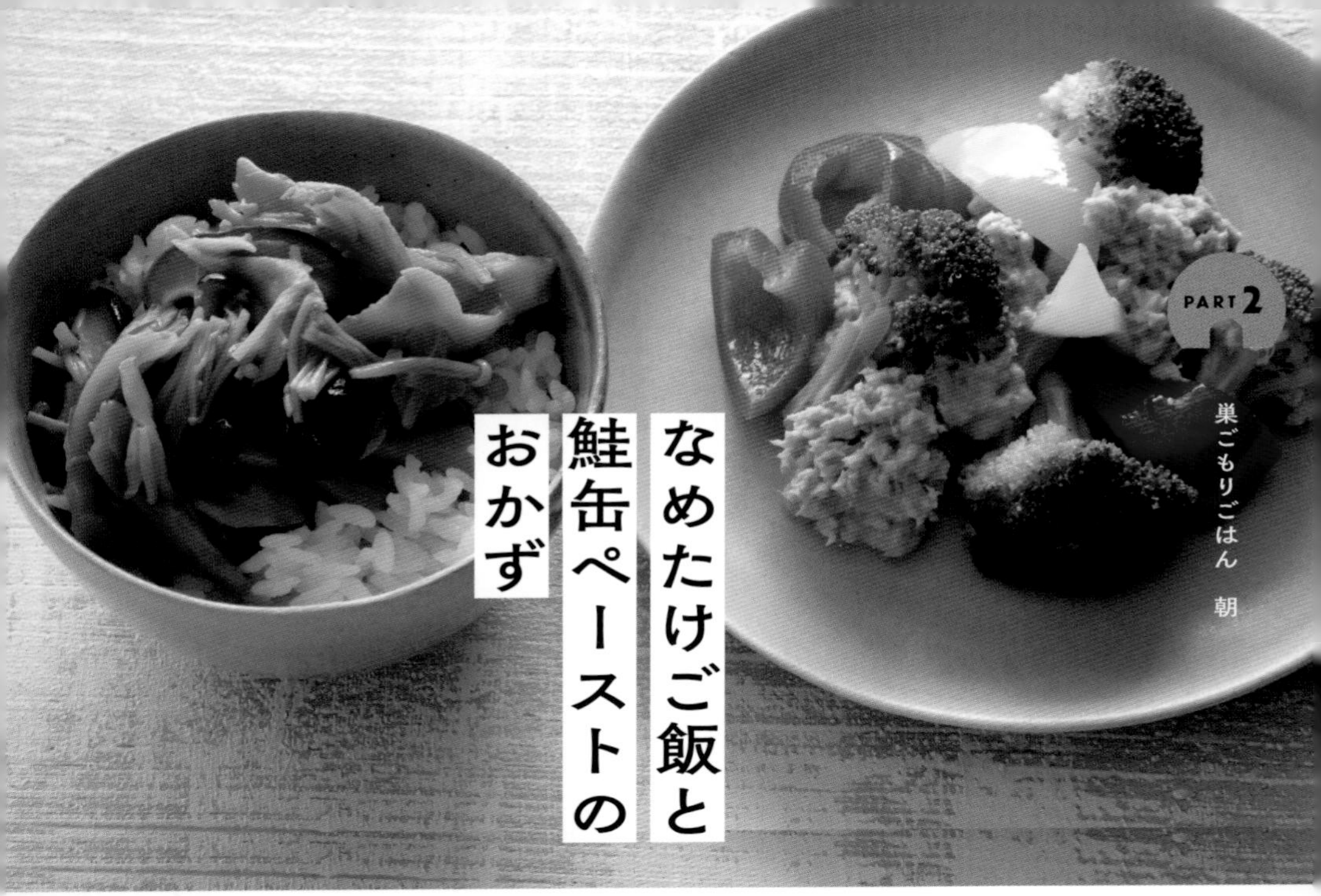

なめたけご飯と鮭缶ペーストのおかず

＃免疫力アップ　＃疲労回復　＃腸活　＃イライラ対策

材料（2人分）

鮭缶（水煮）…… 1個（90g）

A
- ゆずこしょう …… 小さじ½
- しょうゆ・米酢 …… 各小さじ1
- 白ねりごま …… 小さじ2

ブロッコリー …… 80g

パプリカ …… ½個

B
- ごま油 …… 小さじ1
- 塩 …… 少々

ご飯 …… 2膳分

ごろごろなめたけ（p24）…… 適量

POINT!

作りおきを使って。鮭缶ペーストには残り野菜をゆでて添えます。きのこで免疫力アップ。

作り方

1. 鮭缶ペーストを作る。鮭缶は汁ごとボウルに移してフォークなどでつぶし、Aを加えてよく混ぜ合わせる。
2. ブロッコリーとパプリカは食べやすい大きさに切り、水で濡らして耐熱容器に入れ、Bをまぶす。ラップをかけ、電子レンジ（600W）で2分ほど加熱し、ザルにあげて水分をきる。1とともに器に盛る。
3. 作りおきのごろごろなめたけ（p24参照）をご飯にかける。

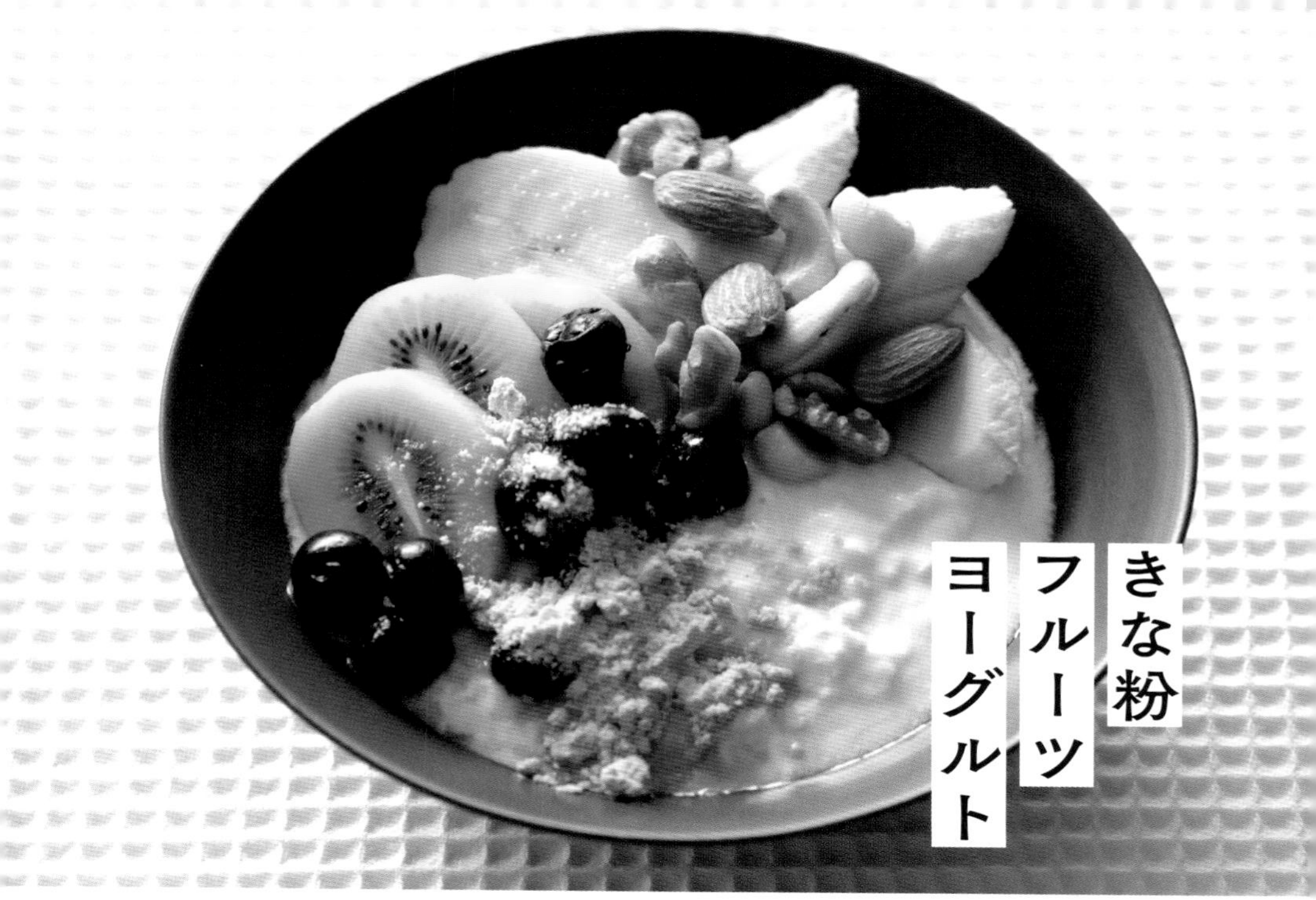

きな粉フルーツヨーグルト

＃のどのケア　＃肌の乾燥対策　＃腸活　＃アイケア

材料（2人分）

プレーンヨーグルト
　…… 1～2カップ
バナナ …… 1本
グリーンキウイ …… 1個
冷凍ブルーベリー …… 100g
きな粉 …… 大さじ1
ミックスナッツ（無塩・ロースト）
　…… 50g

作り方

1 バナナとキウイは皮をむき、食べやすい大きさに切る。ブルーベリーは解凍しておく。

2 器にヨーグルトを盛り、フルーツとナッツをのせてきな粉をかける。

POINT!

フルーツは好みのものに変えても。乳製品は体に潤いを与えるので、のどの渇きや肌の乾燥に。

ランチは作りおき、ゆでおき中心に

ちょっとの手間でおいしい

ランチは大切な息抜き時間。おいしいものを食べたいけど、手の込んだものは作りたくない……。

ぜひ活用してほしいのが、作りおきとゆでおき肉。週末やすき間時間で作っておくと、平日に大活躍します。作りおきはそのまま食べてもよいですが、ちょっとアレンジしてみてください。ゆでおき肉があれば、ランチにもしっかりたんぱく質が摂れます。

ご飯・麺類も紹介していますが、糖質オフを意識している方には、サラダランチがおすすめです。巣ごもり中の運動不足には、スープランチもよいでしょう。残り野菜を使えば、冷蔵庫掃除にも。もの足りない人はサラダやスープに主食を添えてください。

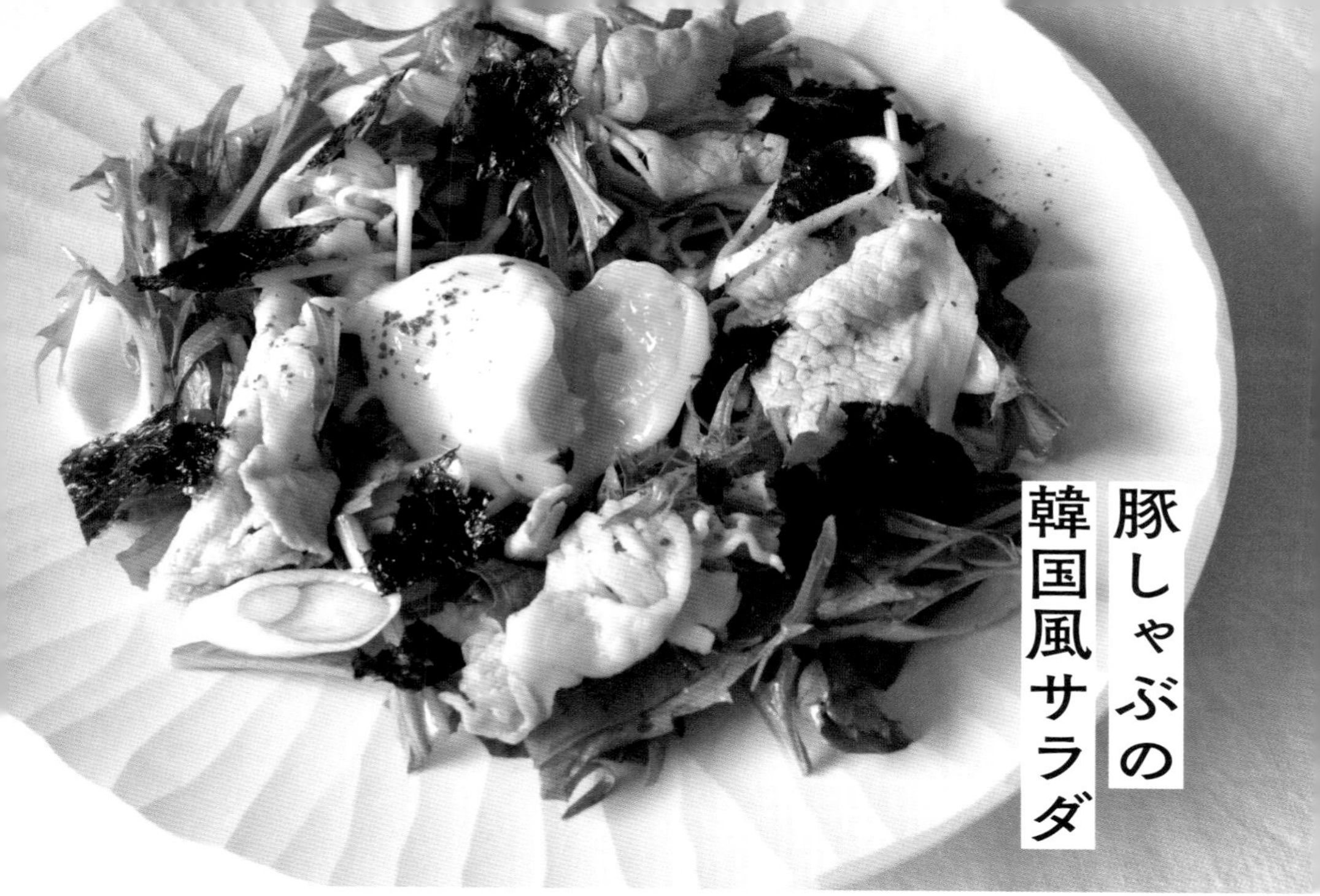

豚しゃぶの韓国風サラダ

＃疲労回復　＃のどのケア　＃乾燥対策　＃むくみ対策

材料（2人分）

豚肉（しゃぶしゃぶ用）…… 100g
酒 …… 適量
水菜 …… 60g
長ねぎ …… 10cm分
A
- 黒砂糖 …… 小さじ½
- しょうゆ …… 小さじ1
- 米酢・ごま油 …… 各大さじ1
- 塩 …… 1つまみ
- こしょう …… 少々

一味唐辛子 …… 少々
温泉卵（市販）…… 2個
韓国のり …… 適宜

作り方

1 湯を沸かして酒を加え、豚肉をくぐらせて火を通す。水菜は4cm長さに切る。長ねぎは斜め薄切りにして水にさらす。

2 ボウルにAを入れて混ぜ合わせ、水分をきった1の具材を加えて和える。

3 器に盛り、温泉卵をのせる。あればちぎった韓国のりを散らし、一味唐辛子をふる。

POINT!

豚肉はすき間時間にゆでおきしておけば、野菜を切って和えるだけ。温泉卵も添えてたんぱく質を摂取。

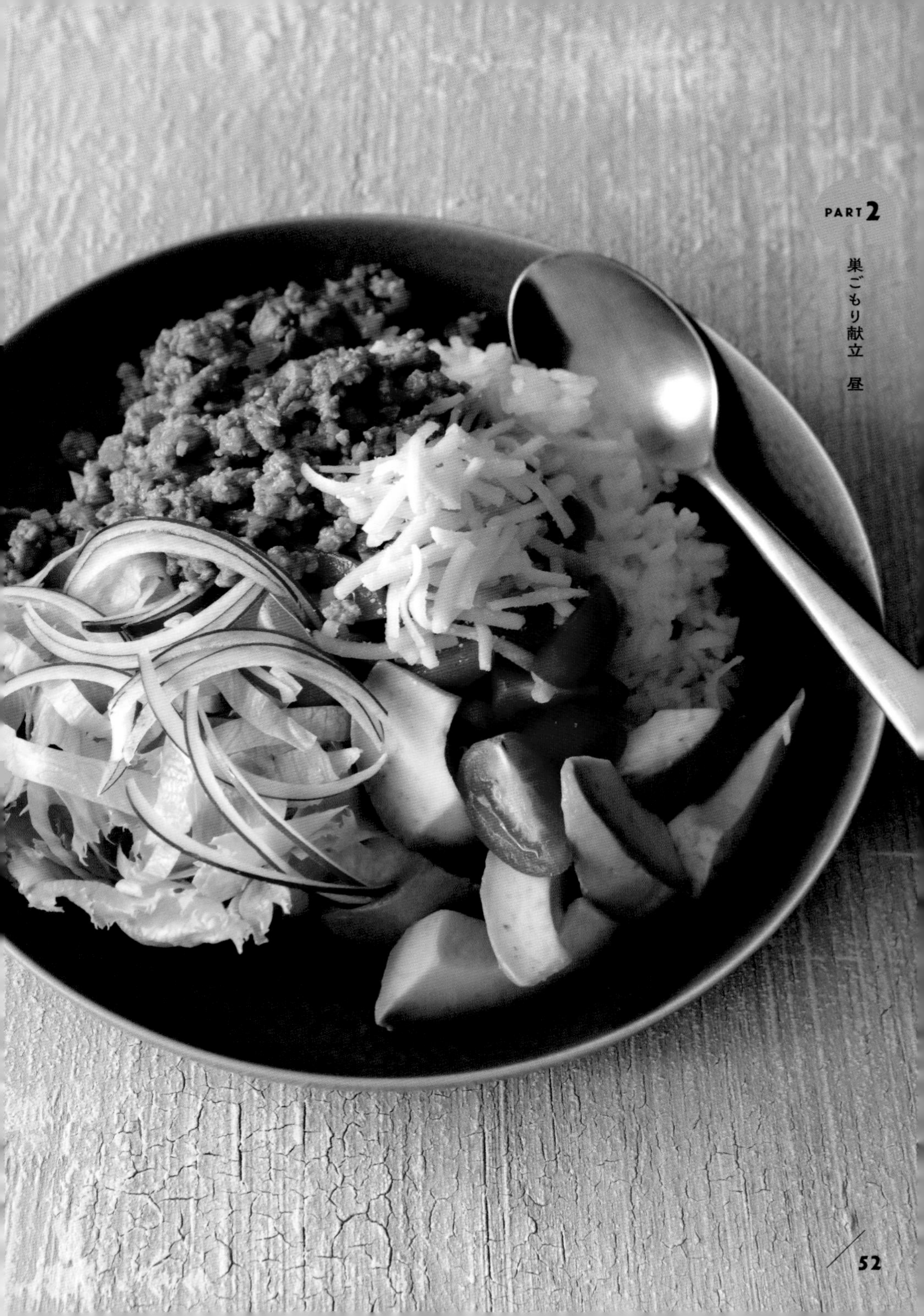

肉みそタコライス

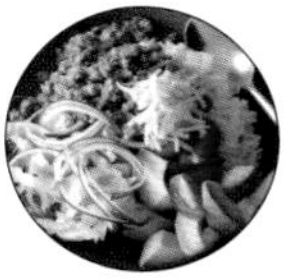

POINT!

作りおきアレンジで、カフェ風ランチ。火を使わず、切ってのせるだけの楽ちんメニューです。

材料（2人分）

タコミート風肉みそ（p20）…… 200g
ミニトマト …… 6個
アボカド …… 1個
レタス …… 3枚
赤玉ねぎ …… ⅛個
生食用シュレッドチーズ …… 30g
ご飯 …… 300g

作り方

1 ミニトマトはヘタを取って4等分する。アボカドは種を取って皮をむき、食べやすい大きさに乱切りする。レタスは1㎝幅に切る。赤玉ねぎは薄くスライスする。

2 器にご飯を盛り、肉みそ（p20参照）をかけ、**1**とチーズをのせる。

#疲労回復　#乾燥対策　#腸活　#むくみケア

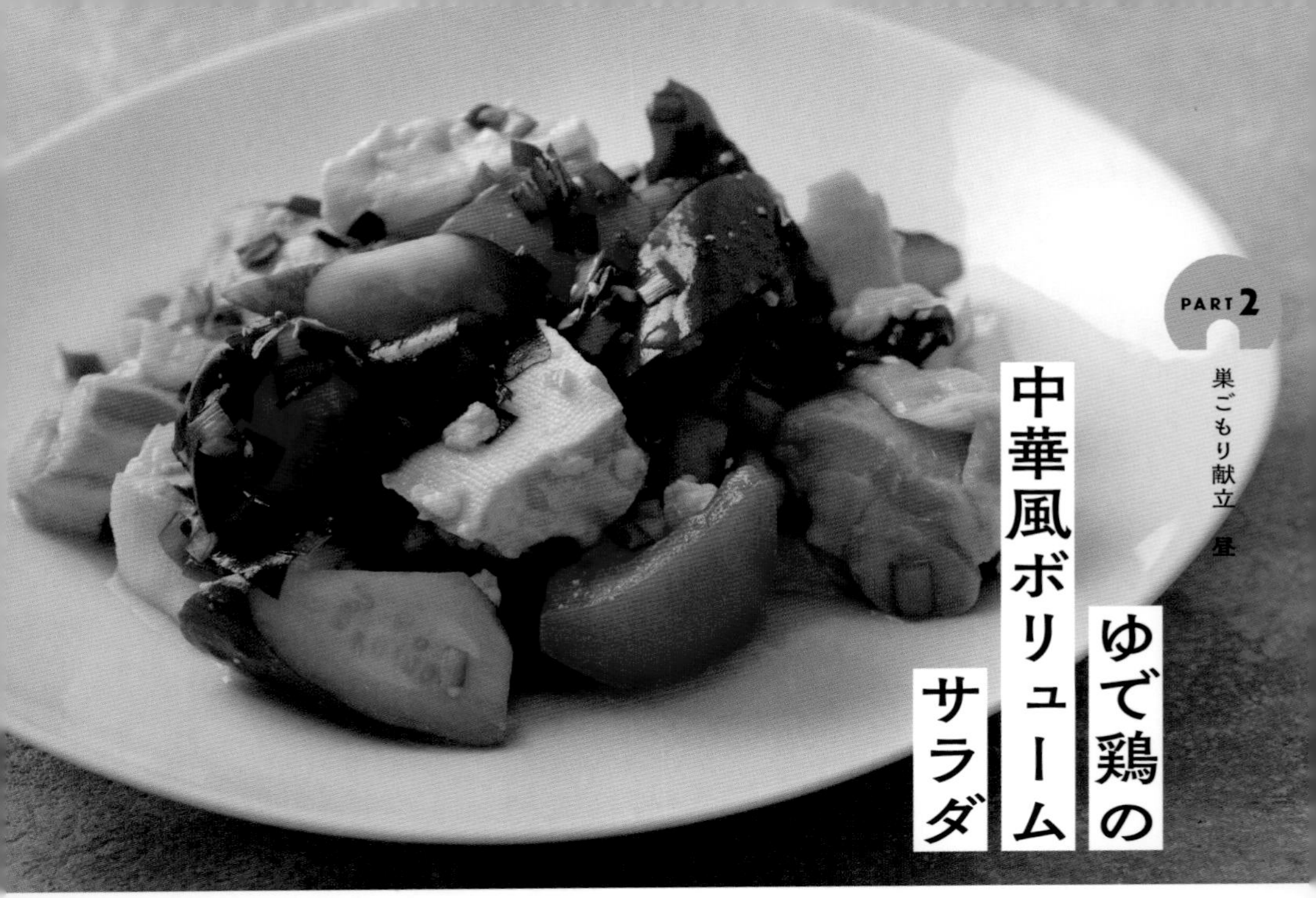

ゆで鶏の中華風ボリュームサラダ

#むくみケア #疲労回復 #腸活 #消化不良対策

材料(2人分)

鶏もも肉(小) …… 1枚
A
- 酒 …… 大さじ2
- 水 …… 2カップ

トマト …… 1個(200g)
きゅうり …… 1本
乾燥わかめ …… 2つまみ(1g)
豆腐 …… ½丁(120g)
B
- ニラだれ(p122) …… 大さじ4
- 米酢 …… 大さじ½
- 塩 …… 2つまみ
- こしょう …… 少々

POINT!

豆腐は好みのものを使って。鶏肉はすき間時間にゆでて、ゆで汁につけたまま冷まし、冷蔵庫で保存。

作り方

1 鶏肉がぎりぎり入る大きさの鍋にAを入れて沸かし、ドリップをキッチンペーパーでおさえた鶏肉を入れる。再度沸いたら火を止めて蓋をしてそのまま20分以上冷まし、ひと口大に切る。

2 トマトときゅうりはひと口大に切る。わかめはたっぷりの水で戻し、ザルにあげて手でしっかりと水分をしぼる。豆腐はキッチンペーパーで包み、電子レンジ(600W)で1分加熱して水きりする。

3 ボウルにBを入れて混ぜ合わせ、1と2を加える。豆腐をくずしながら全体を混ぜ合わせる。

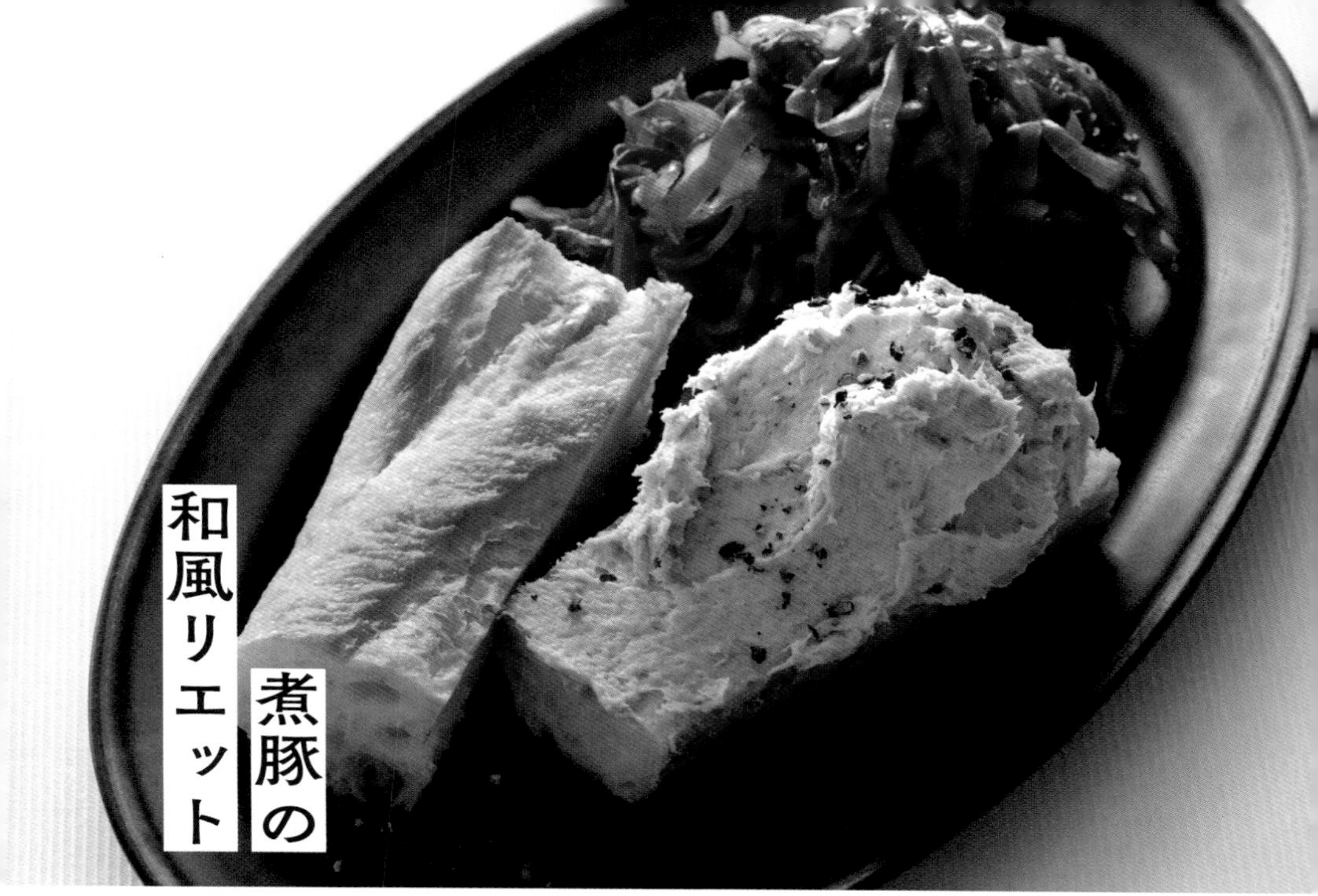

煮豚の和風リエット

＃疲労回復　＃胃腸ケア　＃アンチエイジング　＃乾いたせき対策

材料（作りやすい分量）

煮豚 …… 200g（p21で作った半量）

A
- 生クリーム …… ½カップ
- 塩 …… 1つまみ
- こしょう …… 少々

バゲット …… ½本

紫キャベツのサラダ（p71）
…… 半量

作り方

1 煮豚（p21参照）にAを加え、ハンドブレンダーなどで撹拌する。

2 切ったバゲットにのせ、あれば粗びき黒こしょうをふる。紫キャベツのサラダ（p71参照）を添える。

POINT!

お好みでハーブを加えてもおいしい。作りおきと夕食の残り物でかんたんランチに。煮豚がリエットに変身。

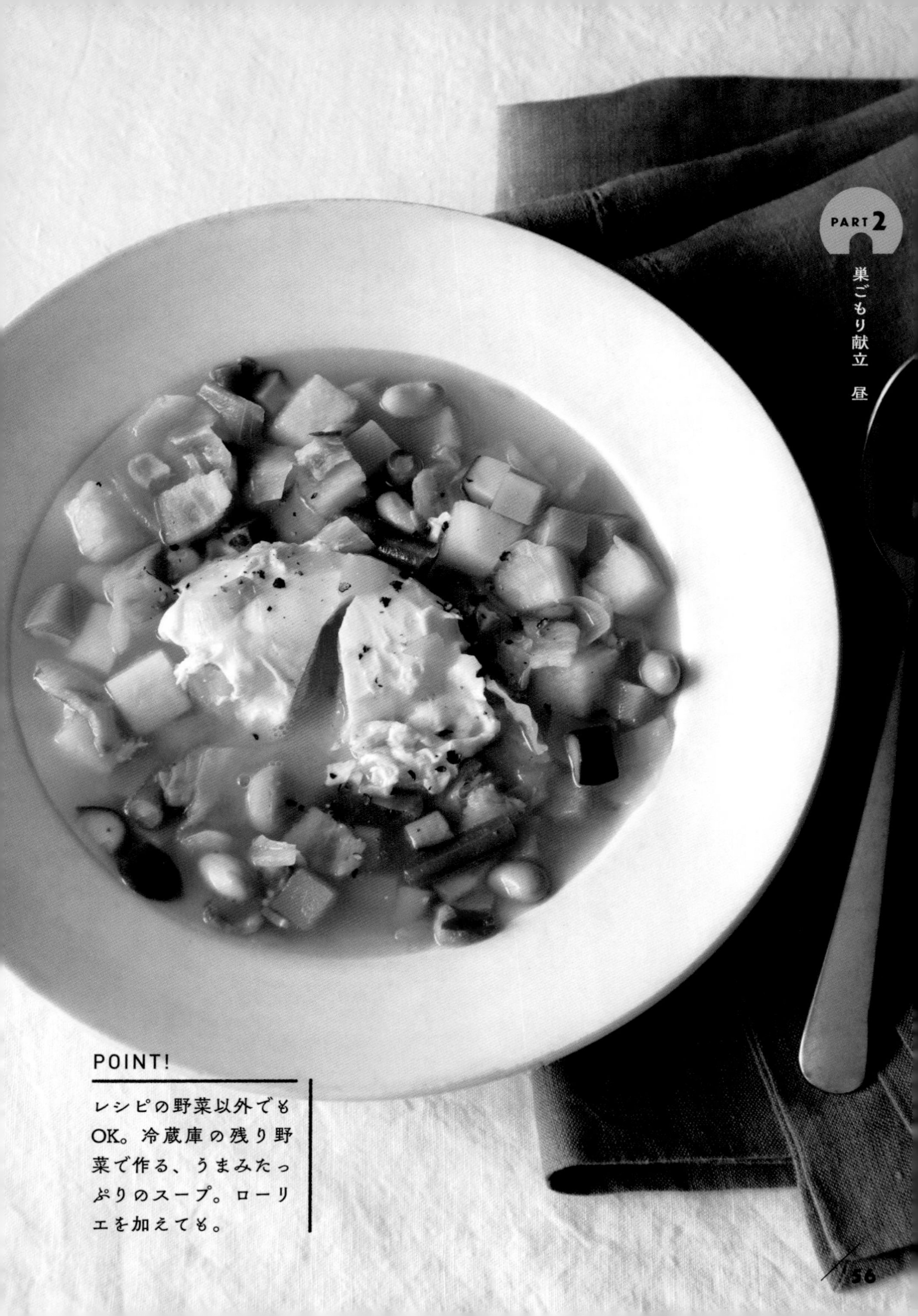

POINT!

レシピの野菜以外でもOK。冷蔵庫の残り野菜で作る、うまみたっぷりのスープ。ローリエを加えても。

残り野菜と落とし卵のスープ

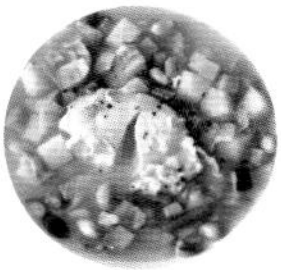

材料（2人分）

ベーコンスライス …… 2枚
玉ねぎ …… ¼個（50g）
にんじん …… 50g
しいたけ …… 2枚
長いも …… 100g
キャベツ …… 100g
冷凍いんげん …… 50g
大豆（ドライパック） …… 50g
卵 …… 2個
水 …… 3カップ
塩 …… 小さじ1弱
こしょう …… 少々
EVオリーブ油 …… 大さじ½

作り方

1 ベーコンは1cm幅に切る。玉ねぎ、にんじん、しいたけはさいの目切りにする。長いもは1.5cmの角切りにし、キャベツも同じくらいの大きさに切る。冷凍いんげんは他の具材を煮ている間に自然解凍し、2cm幅に切る。

2 鍋にオリーブ油を入れて熱し、ベーコンを炒め、玉ねぎ、にんじんを加えてさらに炒める。玉ねぎがしんなりしたらしいたけを加えてさっと炒め、水、長いも、大豆を加える。

3 長いもがやわらかくなったらキャベツ、いんげん、塩、こしょうを加えて煮る。キャベツがやわらかくなったら卵を割り入れ、4分ほど煮て器に盛る。あれば粗びき黒こしょうをふる。

＃疲労回復　＃むくみケア　＃胃腸ケア　＃腸活

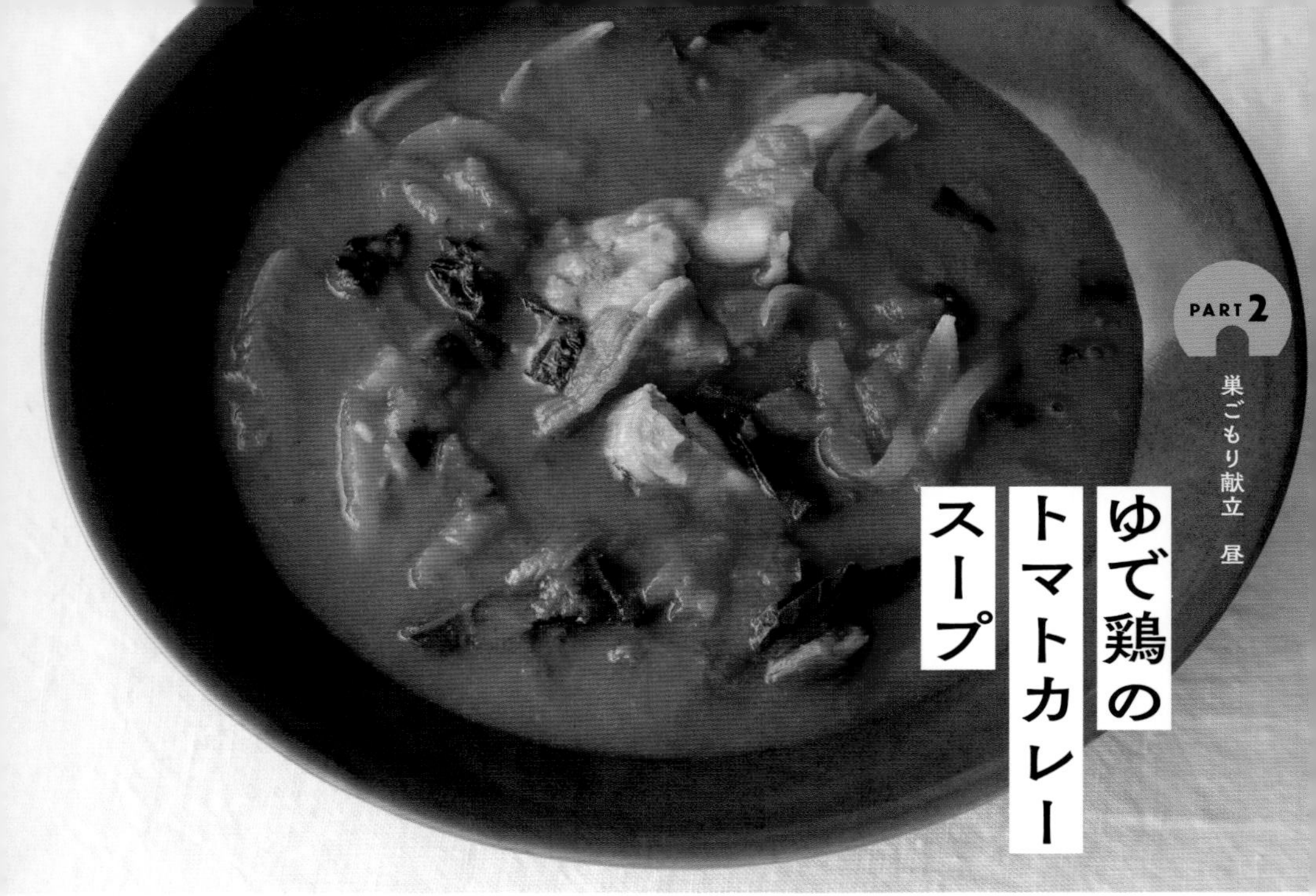

ゆで鶏のトマトカレースープ

#疲労回復　#おなかの冷え対策　#貧血対策　#腸活

材料（2人分）

鶏もも肉（小）…… 1枚
A | 酒 …… 大さじ2
　| 水 …… 2カップ
カットトマト缶 …… 1個（400g）
ほうれん草（冷凍）…… 100g
玉ねぎ …… 1/4個（50g）
B | カレー粉 …… 小さじ1
　| 塩・きび砂糖 …… 各小さじ1
　| こしょう …… 少々
EVオリーブ油 …… 大さじ1/2

POINT!

鶏肉はすき間時間にゆでておくと便利。カレーの風味でリフレッシュ。ほうれん草は凍ったまま使用。

作り方

1 鶏肉がぎりぎり入る大きさの鍋にAを入れて沸かし、ドリップをキッチンペーパーでおさえた鶏肉を入れる。再度沸いたら火を止めて蓋をしてそのまま20分以上冷まし、ひと口大に切る。ゆで汁は300mℓ分だけ使う。

2 玉ねぎは厚めにスライスする。鍋にオリーブ油を入れて熱し、玉ねぎを炒め、ゆで汁とカットトマト缶を加えて煮る。

3 **2**に**1**の鶏肉と凍ったままのほうれん草を加え、**B**を加えて軽く煮る。

ゆで鶏の中華風ミルクスープ

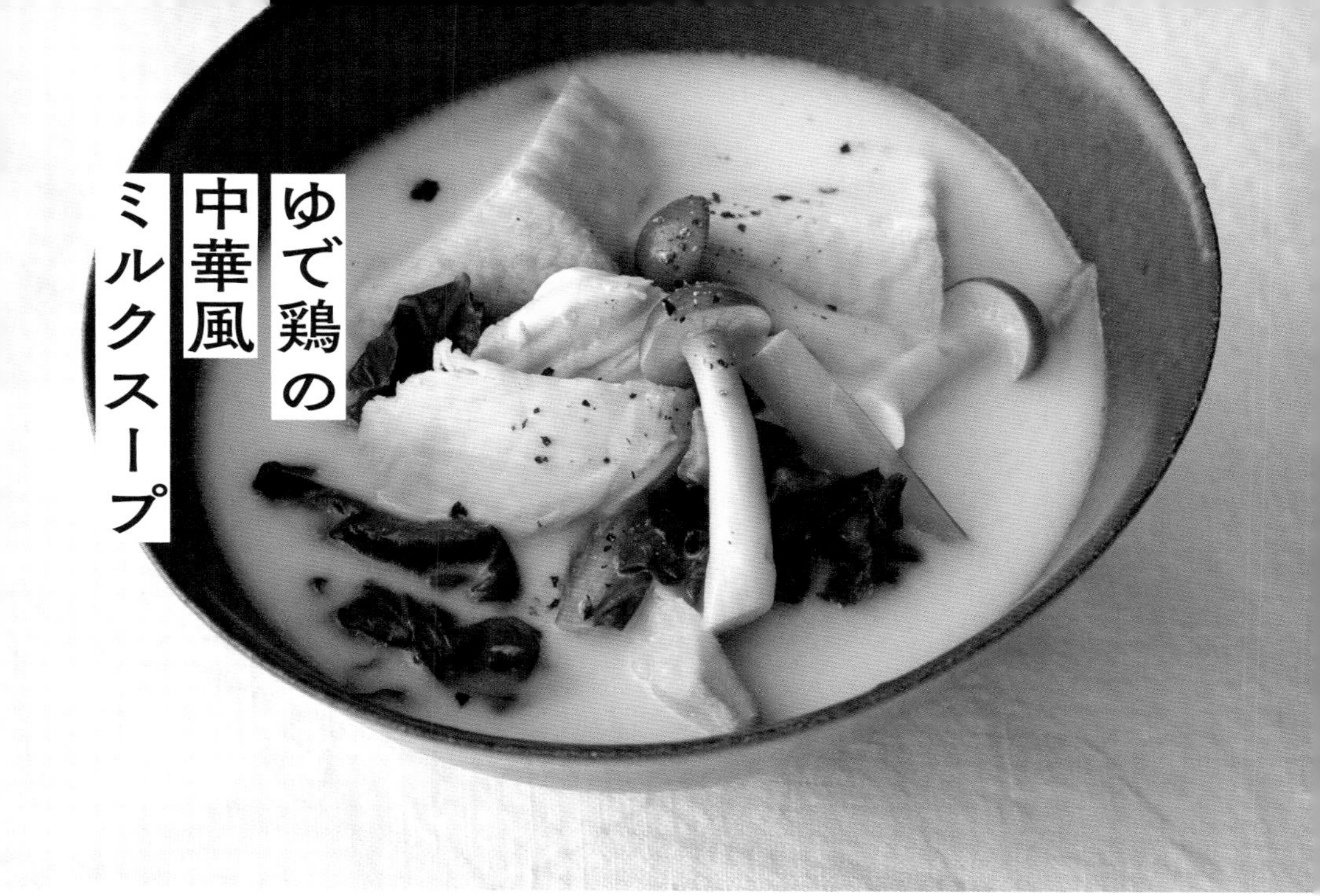

＃疲労回復　＃イライラ対策　＃腸活　＃体の乾燥対策

材料（2人分）

鶏むね肉（小）…… 1枚

A
- 酒 …… 大さじ2
- 水 …… 2カップ

小松菜 …… ½束（100g）

しめじ …… ½パック（80g）

厚揚げ（小さめ）…… 1枚（160g）

B
- 鶏ガラスープの素（顆粒）…… 小さじ2
- 塩 …… 2つまみ
- こしょう …… 少々
- 牛乳 …… 100mℓ

POINT!

鶏肉はすき間時間を活用してゆでおき。ほっとする味でリラックス。たんぱく質たっぷり。

作り方

1 鶏肉がぎりぎり入る大きさの鍋にAを入れて沸かし、ドリップをキッチンペーパーでおさえた鶏肉を入れる。再度沸いたら火を止めて蓋をしてそのまま20分以上冷まし、鶏肉を取り出して食べやすい大きさに割く。

2 小松菜は4㎝長さに切り、しめじは小房にほぐし、厚揚げは油抜きしてひと口大に切る。

3 1のゆで汁にBを加え、2を加えて煮る。割いた鶏肉を戻して温める。器に盛り、あれば粗挽き黒こしょうをふる。

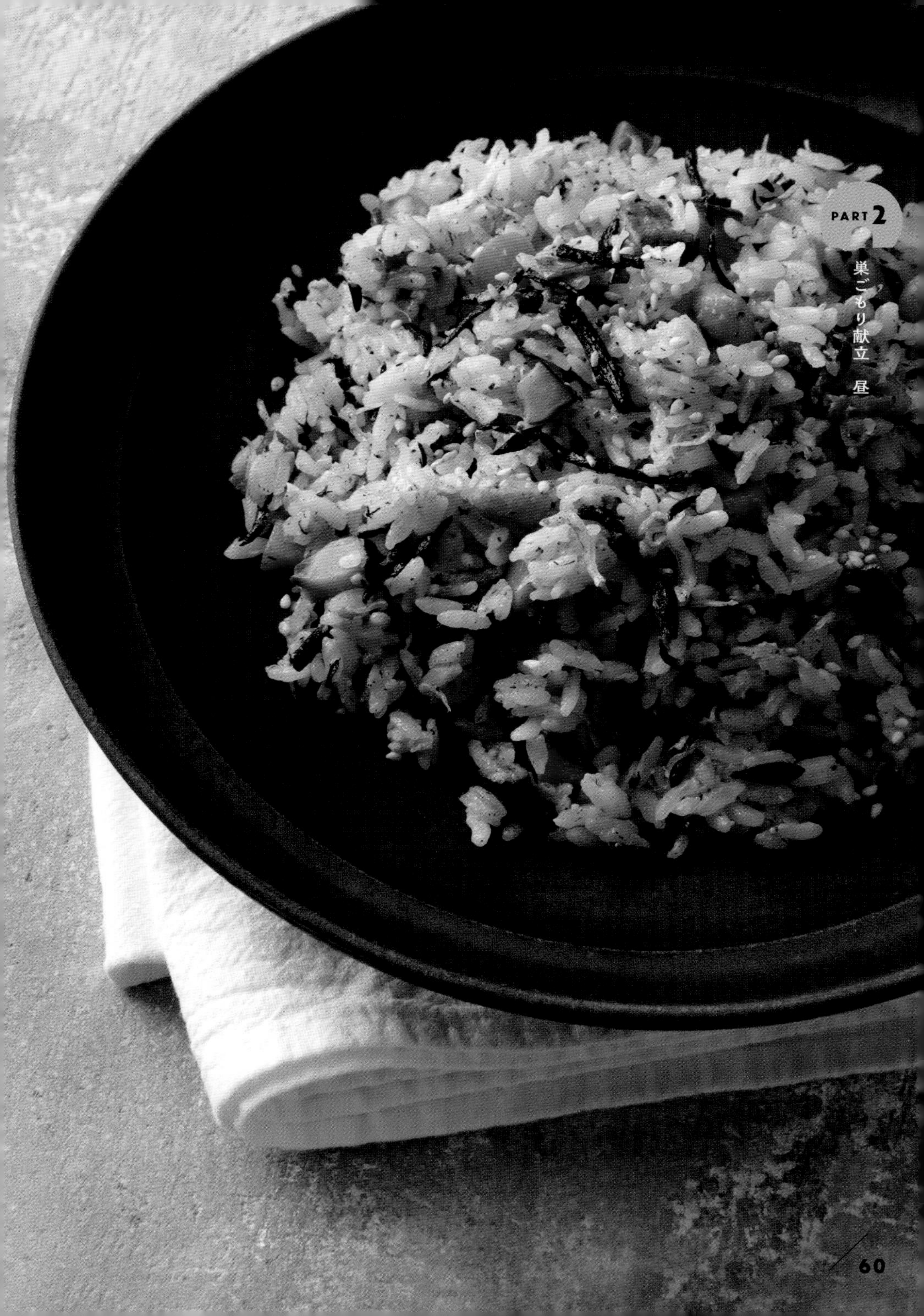

ひじき煮の卵チャーハン

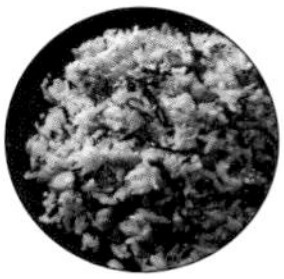

POINT!

作りおきアレンジでさっとできるご飯ランチ。じゃこの風味と食感が◎。卵でたんぱく質も補給。

材料(2人分)

ご飯 …… 300g
卵 …… 1個
ひじき煮(p22) …… 100g
ちりめんじゃこ …… 10g
ごま油 …… 大さじ1
しょうゆ …… 小さじ1
白いりごま …… 小さじ1

作り方

1 温めたご飯をボウルに入れ、卵を割り入れて軽く混ぜる。ひじき煮(p22参照)は軽く水分をきる。

2 フライパンにごま油を入れて熱し、1のご飯を加えて炒める。パラパラとしてきたら、ひじき煮とちりめんじゃこを加える。鍋肌からしょうゆを加え、白ごまを加えて炒める。器に盛り、分量外の白ごまをふる。

#胃腸ケア　#腸活　#貧血対策　#のどのケア

ゆでささみのトマトリゾット風

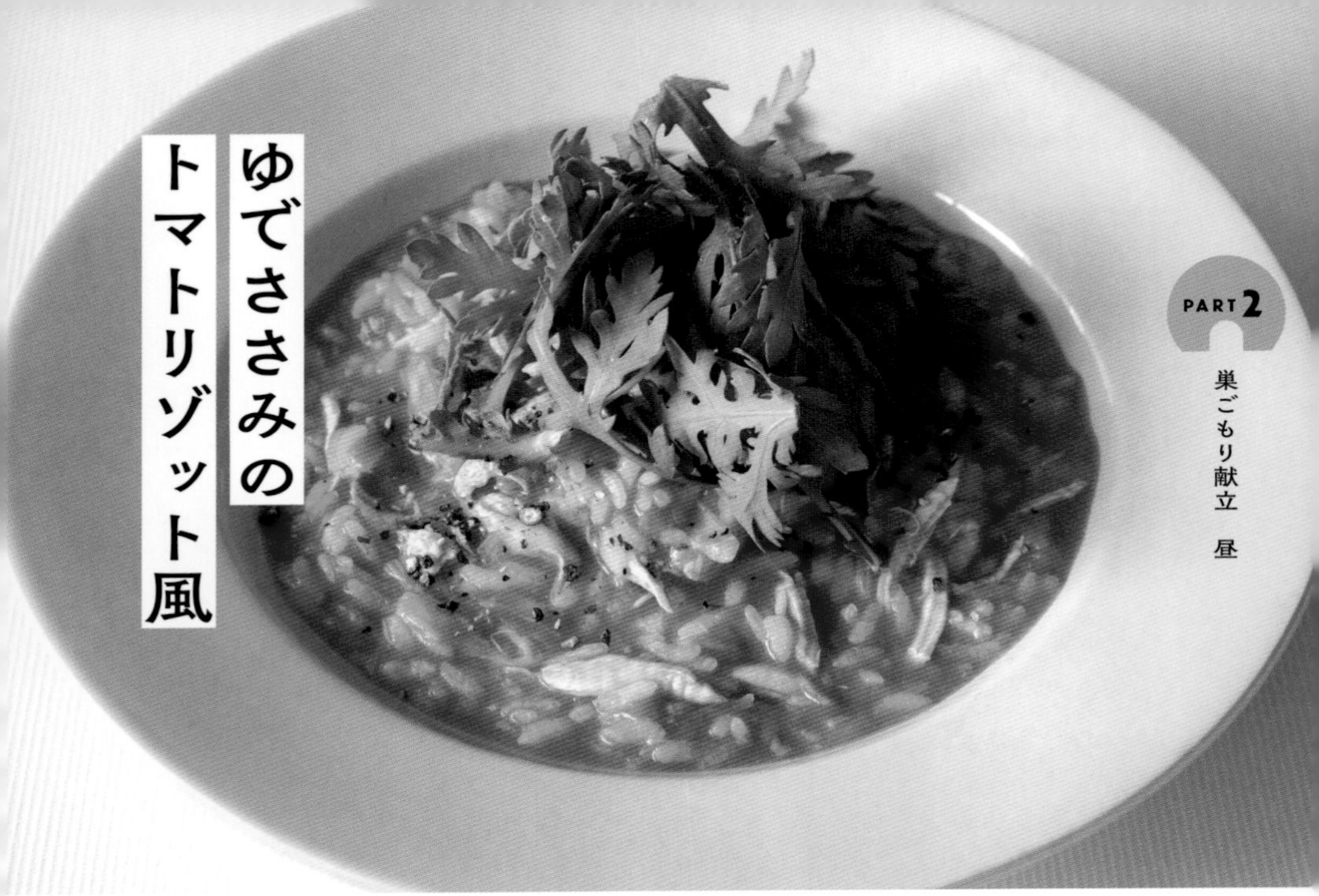

＃疲労回復　＃イライラ対策　＃リラックス　＃呼吸器ケア

材料（2人分）

ご飯 …… 150g
ゆでささみ（p28）…… 1本
春菊 …… 50g

A
- トマトソース（市販）…… 150g
- 水（あればささみのゆで汁）…… 150mℓ
- 鶏ガラスープの素（顆粒）…… 小さじ½（ゆで汁を使う場合は1つまみ）

粉チーズ …… 大さじ4

作り方

1 ゆでささみ（p28）は細かく割く。春菊の葉を摘み、茎はごく薄くスライスする。葉は冷水につけてパリッとさせてから、しっかりと水分をきる。

2 鍋にAを入れ、沸騰したらご飯を加えて軽く煮る。ささみ、春菊の茎、粉チーズを加え、味をみて足りなければ分量外の塩少々を加えて味を調える。

3 2を器に盛り、春菊の葉をのせ、あれば粗びき黒こしょうをひく。

POINT!

ゆでおきのささみを使って、さっと煮るだけ。生のまま使う春菊の葉がいいアクセントに。

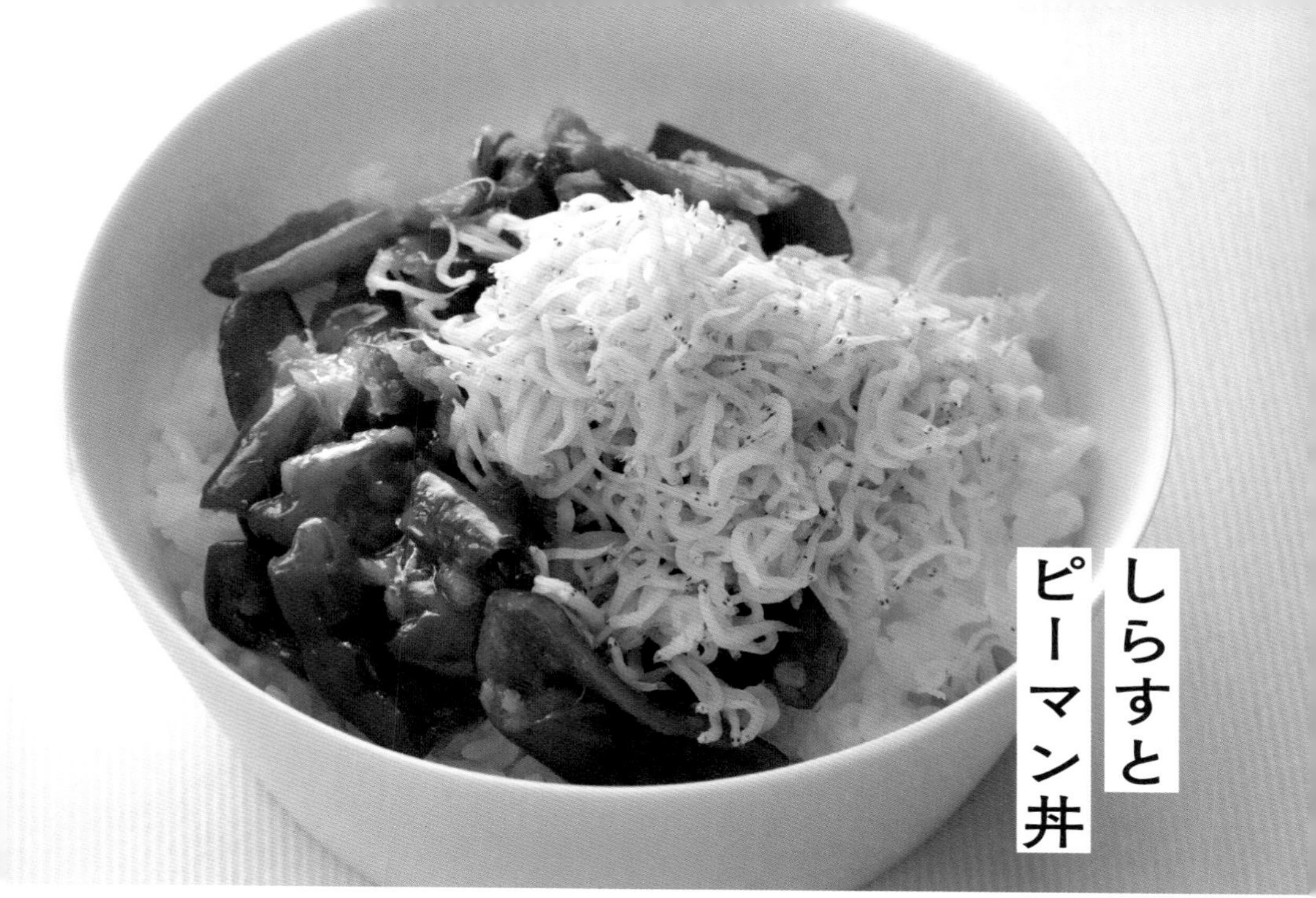

しらすとピーマン丼

＃イライラ対策　＃消化不良対策　＃冷え対策　＃疲労回復

材料（2人分）

しらす …… 50g
ピーマン …… 4～5個
A
- おろししょうが … 大さじ1
- 麺つゆ（濃縮タイプ） …… 大さじ1
- ごま油 …… 大さじ1
- みりん …… 大さじ½

ご飯 …… 2膳分（300g）

作り方

1 ピーマンはへたと種を取り、適当な大きさに手でちぎって耐熱ボウルに入れる。Aを加えて混ぜる。ラップをかけて電子レンジ（600W）で4分加熱し、再度混ぜる。

2 器にご飯を盛り、1としらすをのせる。

POINT!

包丁も火も使わないお助けレシピ。ご飯抜きで副菜としてもおいしい。しょうががアクセントに。

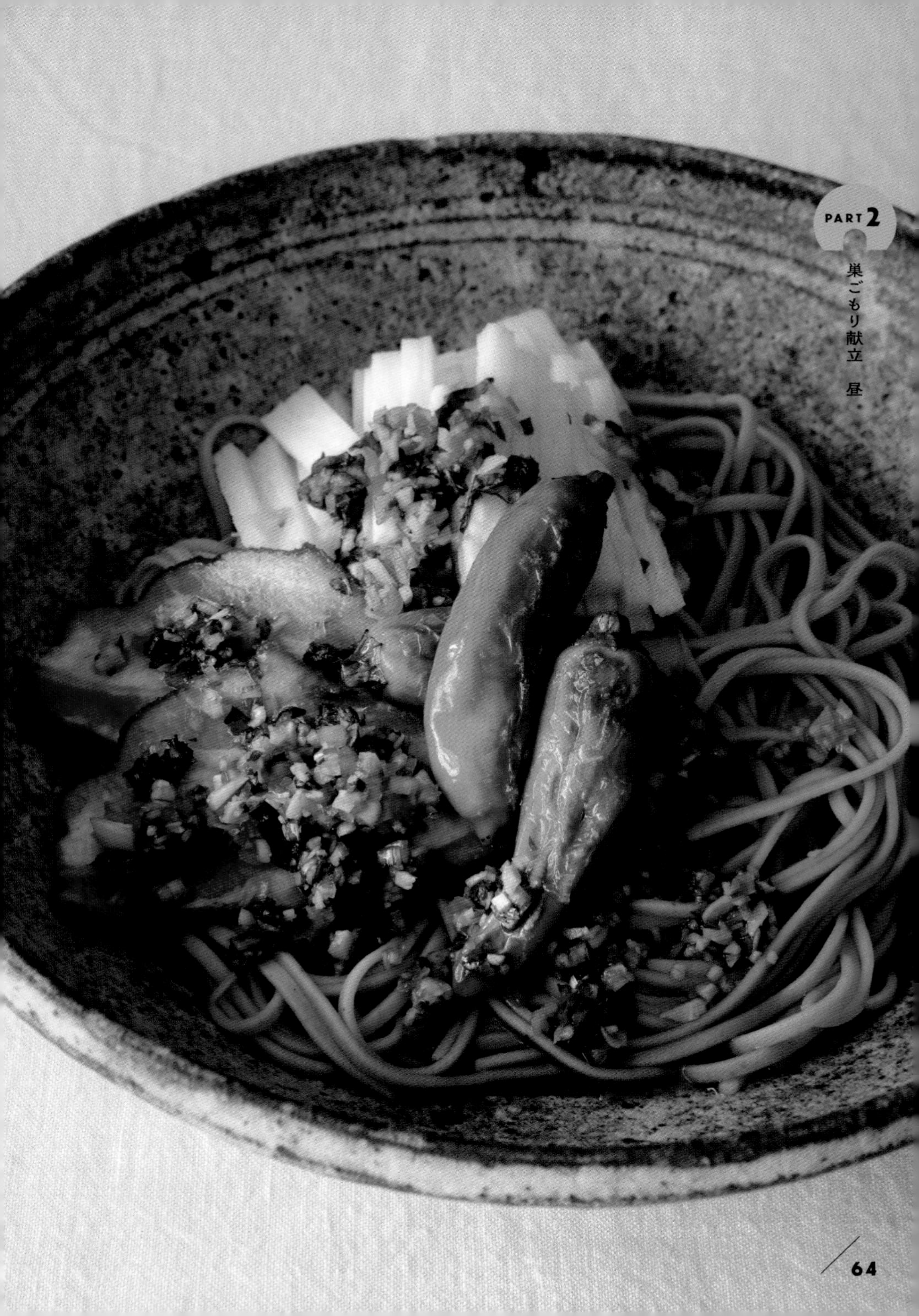

厚切りベーコンと長いものぶっかけそば

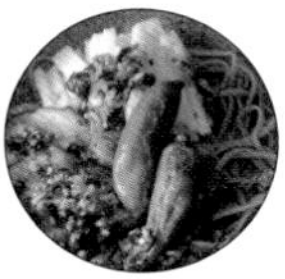

POINT!

ベーコンがそばに合う！和洋折衷の麺レシピ。市販の麺つゆで作るたれは薬味たっぷりでおいしい。

材料（2人分）

そば（乾麺）…… 2束
ベーコンスライス（厚切り）…… 2枚（80g）
長いも …… 80g
ししとう …… 6本
A 麺つゆ（希釈したもの・市販）…… 100mℓ
　きび砂糖・酢 …… 各大さじ2
　しょうが（みじん切り）…… 大さじ1
　長ねぎ（みじん切り）…… 大さじ2
　大葉（粗みじん切り）…… 3枚分
太白ごま油 …… 大さじ½

作り方

1 そばをゆでる湯を沸かす。ベーコンは半分の長さに切る。長いもは4cm長さの細切りにする。ししとうは串で刺して穴を開ける。Aを混ぜ合わせる。

2 そばをゆでている間にフライパンに太白ごま油を入れて熱し、ベーコンとししとうを入れて焼く。

3 そばの水けをきって器に盛り、2と長いもをのせ、Aをかける。

＃疲労回復　＃イライラ対策　＃消化不良対策　＃肌の乾燥対策

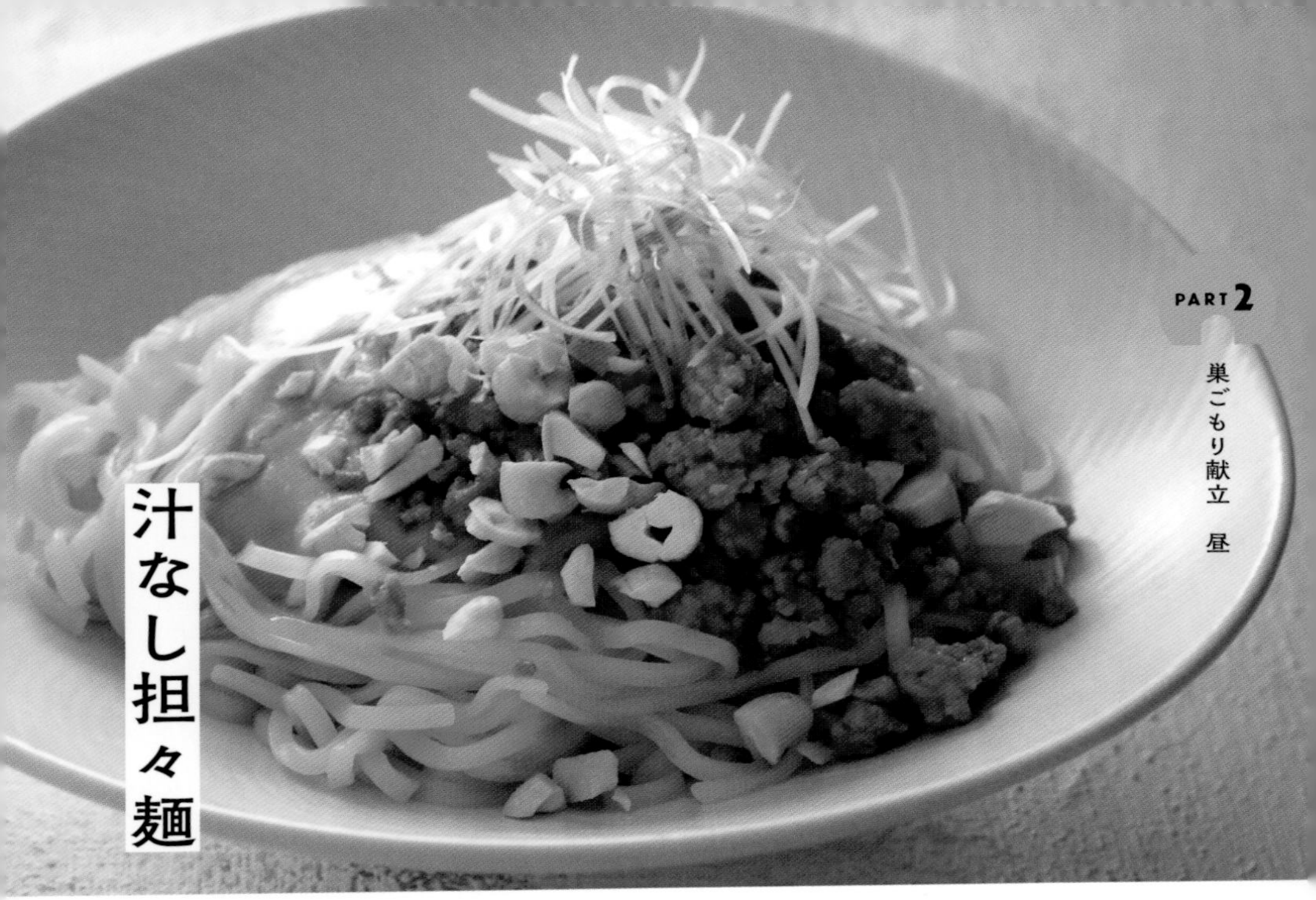

汁なし担々麺

＃疲労回復　＃腸活　＃冷え対策　＃肌の乾燥対策

材料（2人分）

中華風肉みそ（p20）…… 150g

A
- 白ねりごま …… 大さじ５
- 麺つゆ（濃縮タイプ）…… 大さじ１
- 水 …… 大さじ３

中華麺 …… ２玉

長ねぎ …… 15cm分

カシューナッツ …… 10個

ラー油 …… 適宜

作り方

1 麺をゆでる湯をわかす。Aを混ぜ合わせる。長ねぎで白髪ねぎを作る。カシューナッツは粗く刻む。

2 麺をゆでて器に盛り、Aをかけ、肉みそ（p20参照）をのせる。白髪ねぎをのせ、カシューナッツをふる。好みでラー油をかける。

POINT!

肉みそアレンジで、おうちで本格汁なし担々麺が楽しめます。カシューナッツの食感が◎。

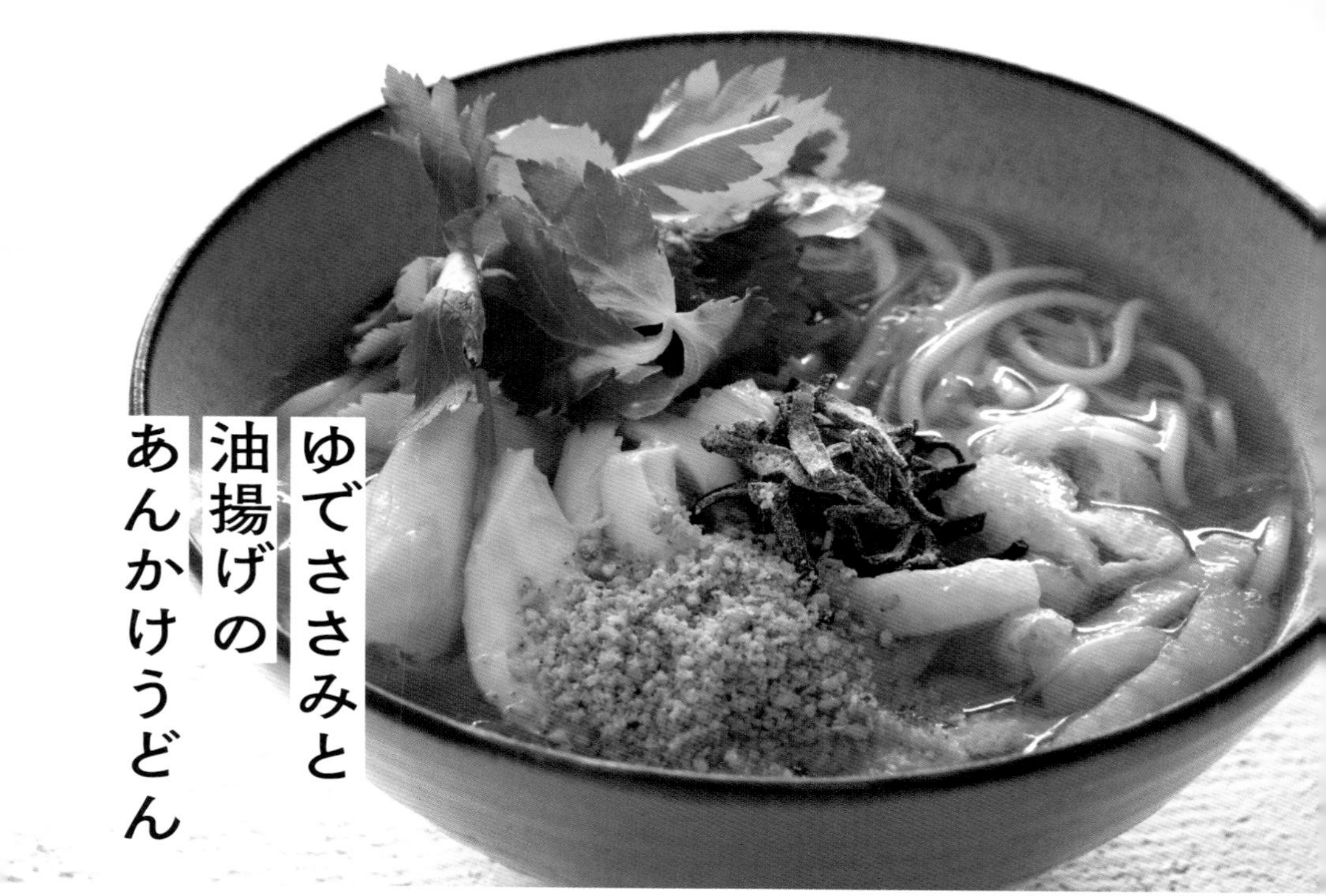

ゆでささみと油揚げのあんかけうどん

＃疲労回復　＃イライラ対策　＃冷え対策　＃胃腸ケア

材料（2人分）

うどん …… 2玉
ゆでささみ（p28）…… 2本
みつば …… 1束
油揚げ …… 1枚
塩昆布 …… 5g
白すりごま …… 大さじ1
A
　おろししょうが …… 大さじ1½
　しょうゆ・酒 …… 各大さじ1½
　塩 …… 2つまみ
　かつおだし …… 2カップ
　ささみのゆで汁 …… 2カップ
片栗粉・水 …… 各大さじ1½

作り方

1 ささみ（p28参照）は食べやすい大きさに割く。みつばの軸は2㎝長さに切り、葉は摘む。油揚げは油抜きし、横半分に切ってから5㎜幅に切る。うどんをゆでる湯を沸かす。

2 鍋にAを入れて温め、油揚げを加える。水で溶いた片栗粉を加えてとろみをつける。

3 うどんをゆでて器に盛り、ささみをのせる。**2**をかけ、みつば、塩昆布、すりごまをのせる。

POINT!

すき間時間にゆでささみを作っておけば楽ちん。あんかけスープで温まります。塩昆布は好みで量を調整して。

2品で作る献立

市販品も使いながら、無理せず

夕食は、メインとサブを組み合わせた2品献立にしましょう。それぞれ巣ごもり食材と旬の食材を使って作ります。

主菜となるメインは、たんぱく質と野菜をしっかり使って。冷凍食材や缶詰などのストック食材も使っています。

副菜となるサブは、できるだけ火を使わずにできるものにしました。メインを作った後や、作っている間にパパっと作ることができます。ご飯やパンなど好みの主食を添えてください。

〈例〉春の献立

副菜を翌日のランチに応用

週初めの月曜はやる気と元気いっぱい。副菜を多めに作って、翌日のランチに活用しましょう(p55参照)。朝食に添えてもよいですね。

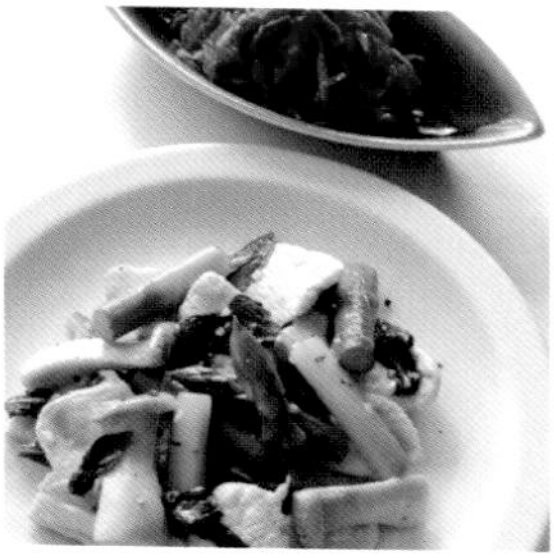

木曜は作りおきアレンジ

疲れがたまっている木曜はひたすら楽に。作りおきの煮豚(p21参照)をゆでた小松菜と和えるだけ。サブも市販品を使ってかんたんに作ります。

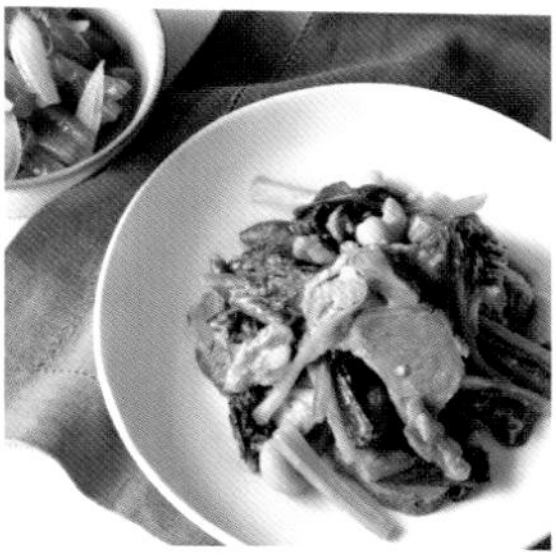

家飲みのおつまみにも◎

お疲れ様でした、の週末はお酒を添えて。手軽にできる春巻きは春雨入りで食べ応えがあるので主食なしでもOK。もずく酢を使ったサブでさっぱりと。

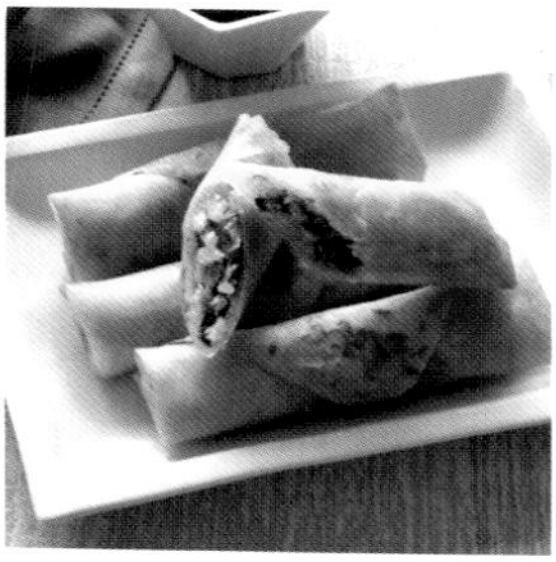

週末はデザートつきに

気持ちも時間もゆとりのある週末は、ちょっとひと手間。デザートつきはいかがでしょう。電子レンジやオーブントースターで作れるものばかりです。

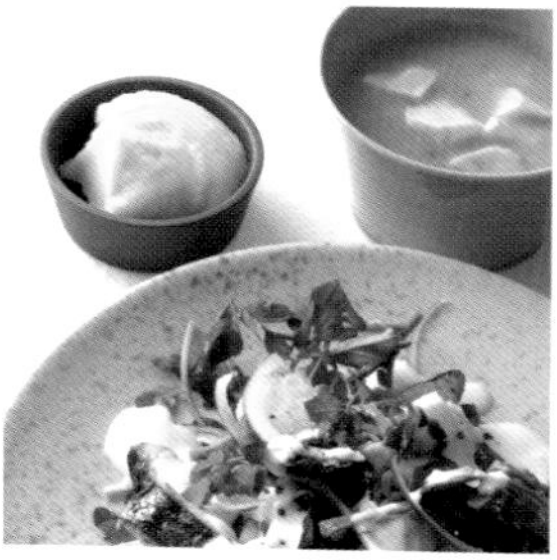

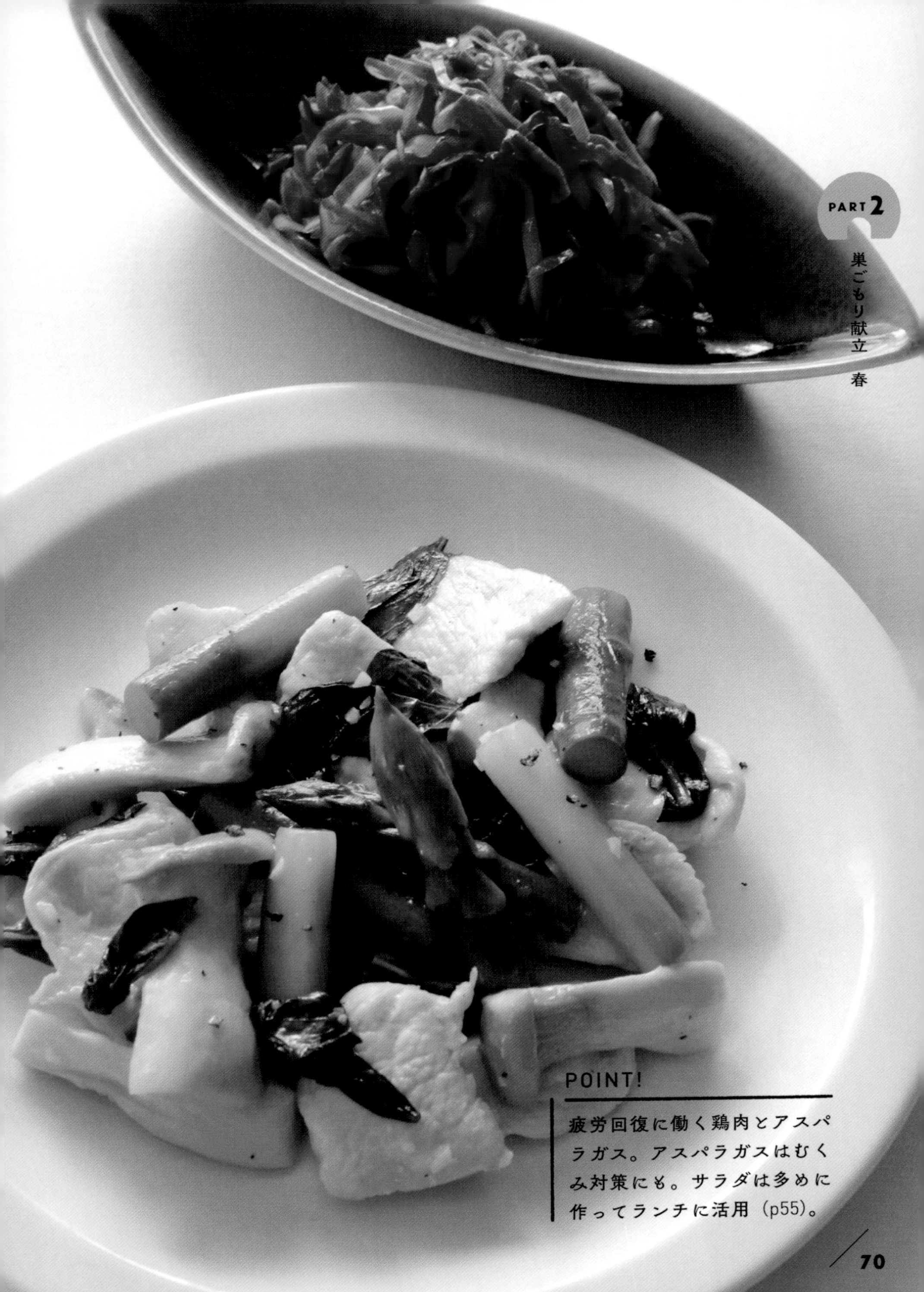

POINT!

疲労回復に働く鶏肉とアスパラガス。アスパラガスはむくみ対策にも。サラダは多めに作ってランチに活用（p55）。

鶏むね肉のバジル炒めと 紫キャベツのサラダ

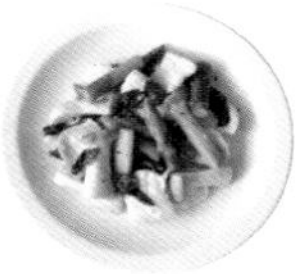

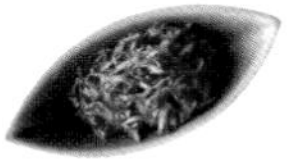

材料（2人分）

メイン

鶏むね肉（皮なし・小）…… 1枚（150g）
アスパラガス …… 6本（150g）
エリンギ …… 中2本
バジル（葉のみ）…… 1カップ
きび砂糖 …… 小さじ½
にんにく（みじん切り）…… 小さじ½
A
　塩 …… 1つまみ
　こしょう …… 少々
　ナンプラー …… 大さじ½
太白ごま油 …… 大さじ1

サブ

紫キャベツ …… ¼個（250g）
塩 …… 2つまみ
B
　ナンプラー …… 小さじ2
　こしょう …… 少々
　スイートチリソース …… 大さじ1
　米酢・太白ごま油 …… 各大さじ1

作り方

メイン

1 鶏肉は薄くそぎ切りし、ボウルに入れてきび砂糖をまぶす。アスパラガスはかたい部分を落として根元の皮をむき、分量外の塩を加えた湯でさっと下ゆでして5㎝長さに切る。エリンギは縦に4等分してから長さを半分に切る。

2 フライパンに太白ごま油とにんにくを入れて熱し、香りが立ってきたら水分をキッチンペーパーでおさえた鶏肉を重ならないように入れる。

3 2の鶏肉を裏返してアスパラガスとエリンギを加えて炒め、Aを加え、仕上げにバジルを加えてさっと炒め合わせる。器に盛り、あれば粗挽き黒こしょうを挽く。

サブ

4 紫キャベツはせん切りにし、塩をまぶして10分ほどおいてから水分をしっかりと手でしぼる。

5 ボウルにBを入れて混ぜ合わせ、4を加えて和える。

＃疲労回復　＃むくみケア　＃のどのケア　＃食欲アップ

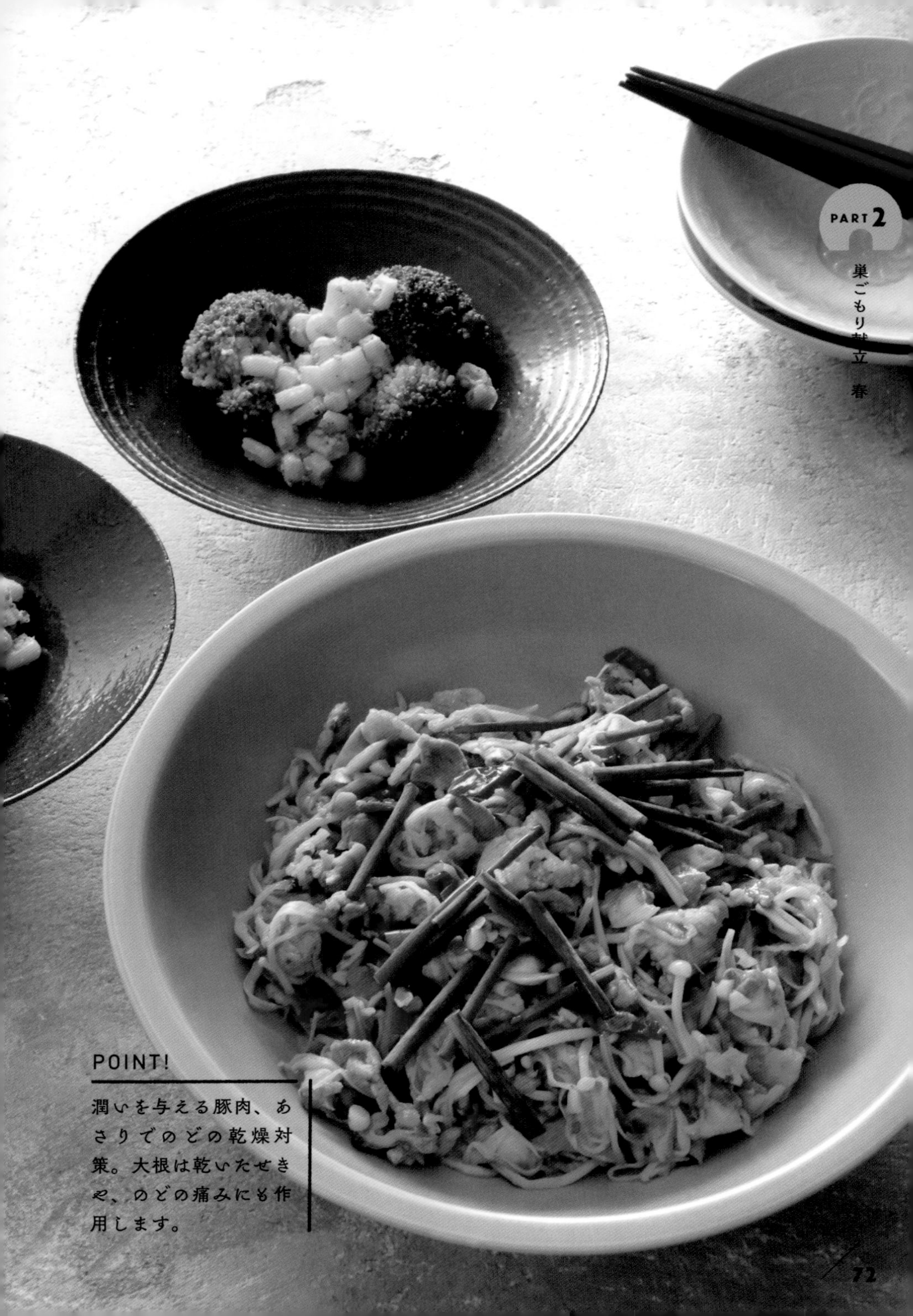

POINT!

潤いを与える豚肉、あさりでのどの乾燥対策。大根は乾いたせきや、のどの痛みにも作用します。

豚肉とあさり缶のピリ辛炒めと ブロッコリーナムル

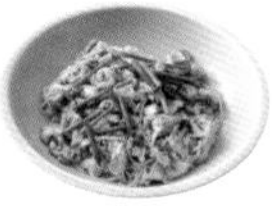

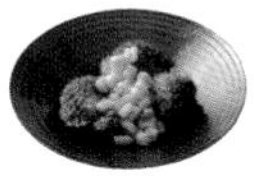

材料（2人分）

メイン

豚こま切れ肉 …… 100g
あさり缶（水煮） …… 1缶（65g）
切干し大根（乾燥） …… 30g
えのきたけ …… ½袋（100g）
太白ごま油 …… 大さじ½
ドライトマト（細切り） …… 2枚分
A きび砂糖 …… 小さじ1
豆板醤 …… 小さじ1
酒（あれば紹興酒） …… 大さじ1
小ねぎ …… 適宜

サブ

ブロッコリー …… ½株（100g）
ホールコーン（冷凍） …… 30g
B 塩 …… 2つまみ
白すりごま・ごま油 …… 各大さじ1

作り方

メイン

1 あさり缶は身と汁を分ける。切干し大根はさっと洗ってから水で戻し、しっかりと水分をしぼる。えのきは根元を落とし、半分の長さに切ってほぐす。Aを混ぜ合わせる。

2 フライパンに太白ごま油を入れて熱し、豚肉を入れて強火でさっと炒めて取り出す。切干し大根、えのき、ドライトマトを入れて炒め、あさり缶の汁を加える。蓋をして中火で2〜3分蒸し焼きにする。

3 2の切干し大根がふっくらしたら豚肉を戻し、あさりの身、Aを加えて混ぜ合わせる。器に盛り、3㎝長さに切った小ねぎを散らす。

サブ

4 食べやすい大きさに切ったブロッコリーをさっと濡らして耐熱容器に入れ、その上に凍ったままのコーンをのせる。ラップをかけて電子レンジ（600W）で3分加熱する。水分が多ければ水分をきり、Bを加えて混ぜ合わせる。

＃のどのケア　＃乾燥対策　＃むくみケア　＃疲労回復

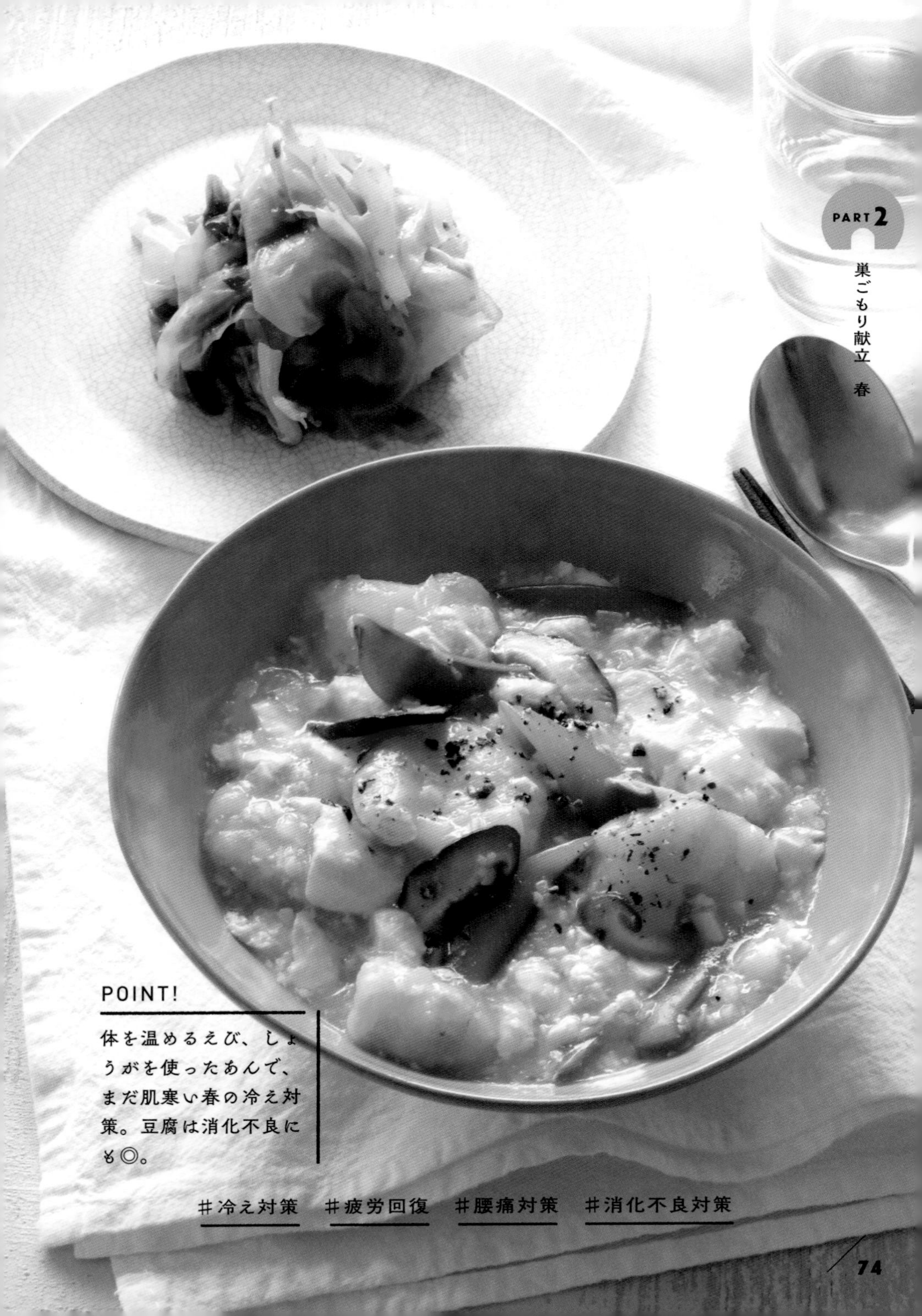

POINT!

体を温めるえび、しょうがを使ったあんで、まだ肌寒い春の冷え対策。豆腐は消化不良にも◎。

＃冷え対策　＃疲労回復　＃腰痛対策　＃消化不良対策

えびのしょうが豆腐あんと
キャベツの辛みそ和え

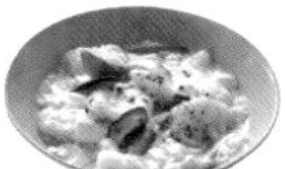

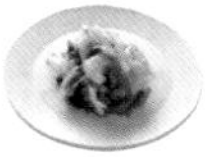

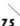

材料（2人分）

メイン

むきえび（大・冷凍）…… 8尾
塩 …… 1つまみ
片栗粉 …… 大さじ½
スナップえんどう …… 8つ（60g）
しいたけ（スライス）…… 3枚分
豆腐（絹）…… 1丁（300g）

A
しょうが（みじん切り）…… 大さじ2
にんにく（みじん切り）…… 小さじ1
長ねぎ（粗みじん切り）…… ½本分

B
塩 …… 2つまみ
酒 …… 大さじ1
鶏ガラスープ …… 300mℓ

片栗粉・水 …… 各大さじ½
粗挽き黒こしょう …… 適量
ごま油 …… 大さじ2

サブ

キャベツ …… ⅛個（150g）

C
太白ごま油・水 …… 各小さじ1

D
みそ・豆板醤 …… 各小さじ1
きび砂糖 …… 小さじ1

作り方

メイン

1 えびは解凍し、背ワタを取って分量外の片栗粉適量をまぶして揉み、水洗いして水分をふき取る。塩をなじませて片栗粉をまぶす。スナップえんどうは筋を取って斜めに半分に切る。豆腐はキッチンペーパーで包み、耐熱皿に入れラップなしで電子レンジ（600W）で3分加熱し、水きりする。

2 フライパンにごま油を入れて熱し、えびを入れて両面をさっと焼いて取り出す。同じフライパンに**A**を入れて炒める。しんなりしたらしいたけを加え、**B**、スナップえんどう、豆腐を加える。沸いてから2分ほど煮たらえびを戻し、ひと呼吸おいて水で溶いた片栗粉を加えてとろみをつける。器に盛り、粗挽き黒こしょうをたっぷりとふる。

サブ

3 キャベツは食べやすくちぎる。**C**をまぶして耐熱皿に入れ、ラップをかけ、電子レンジ（600W）で4分加熱して水分をきる。ボウルに入れて**D**と混ぜ合わせる。

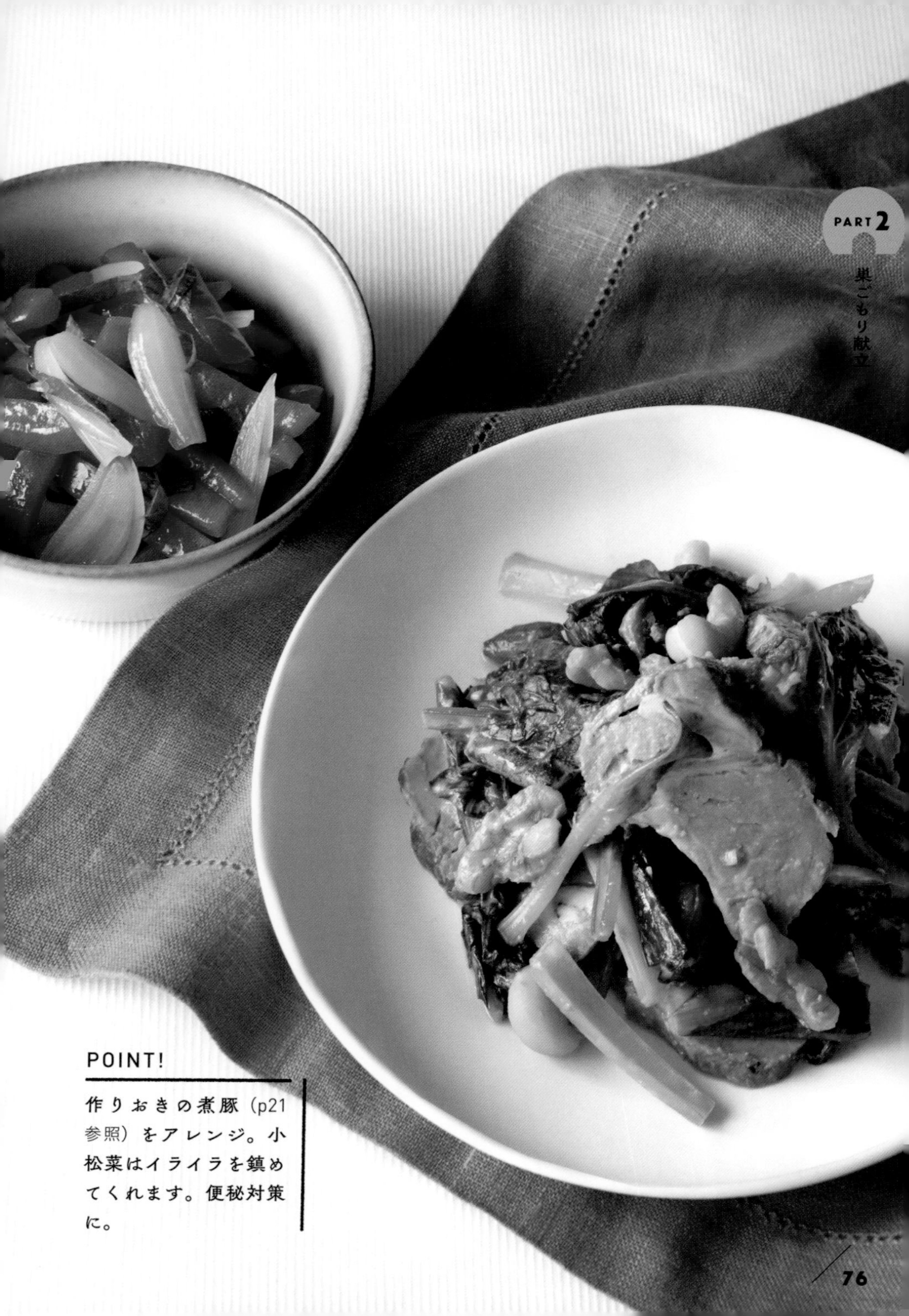

POINT!

作りおきの煮豚（p21参照）をアレンジ。小松菜はイライラを鎮めてくれます。便秘対策に。

煮豚のナッツ和えとパプリカの和風サラダ

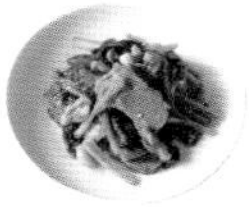

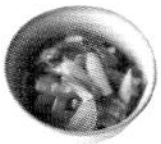

材料(2人分)

メイン

煮豚 …… 200g(p21で作った半量)
小松菜 …… 1束(200g)
ミックスナッツ(無塩・ロースト) …… 30g
A | みそ …… 大さじ1
煮豚の煮汁 …… 大さじ1
白ねりごま …… 大さじ½

サブ

赤パプリカ …… 1個
らっきょう(甘酢漬け・市販) …… 3〜4個
大葉 …… 2〜3枚
B | きび砂糖・しょうゆ …… 各小さじ½
米酢 …… 大さじ½
太白ごま油 …… 大さじ½

作り方

メイン

1 煮豚は食べやすい厚さにスライスする。小松菜は洗って4㎝長さに切り、キッチンペーパーで包んで耐熱皿にのせ、ラップをかけずに電子レンジ(600W)で1分半加熱する。

2 大きめのボウルにAを入れて混ぜ合わせ、1とミックスナッツを加えて和える。煮豚の煮汁次第で、分量外のしょうゆ、砂糖で味を調える。

サブ

3 パプリカは7㎜幅にスライスし、分量外の塩1つまみをまぶす。10分ほどおいてしんなりしたら水分をしぼる。らっきょうは薄くスライスし、大葉は5㎜幅に切る。

4 ボウルにBを入れて混ぜ合わせ、3を加えて和える。

#疲労回復　#イライラ対策　#腸活　#体の乾燥対策

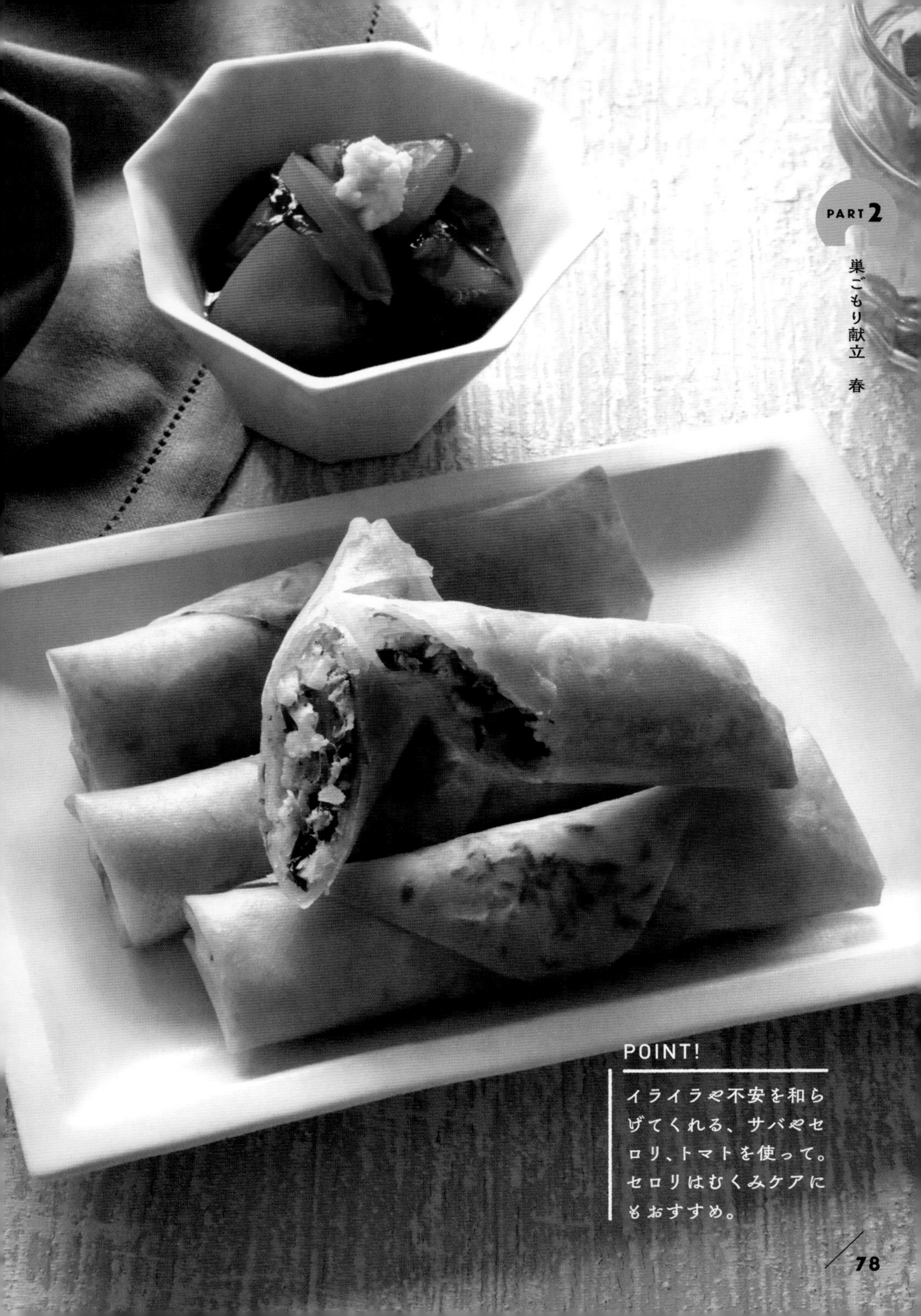

POINT!

イライラや不安を和らげてくれる、サバやセロリ、トマトを使って。セロリはむくみケアにもおすすめ。

さば缶とセロリの春巻きとトマトもずく酢

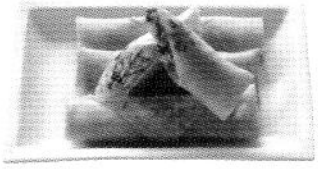

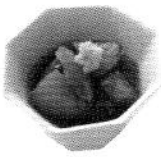

材料（2人分）

メイン

- さば缶（水煮）…… 1個（190g）
- セロリ …… 1本
- 春雨（乾燥・ショートタイプ）…… 20g
- A
  - 塩 …… 1つまみ
  - しょうゆ …… 小さじ½
- B
  - クミンシード …… 小さじ½
  - こしょう …… 少々
- 春巻の皮（普通サイズ）…… 8枚
- 水・薄力粉・揚げ油 …… 各適量

サブ

- トマト（小）…… 1個
- もずく酢（三杯酢・市販）…… 1パック（80g）
- おろししょうが …… 小さじ½
- 米酢、きび砂糖 …… 適宜

作り方

メイン

1 さば缶は身と汁を分け、身は軽くほぐし、汁には**A**を混ぜる。セロリは茎を薄切りし、葉はざく切りする。

2 耐熱容器にさっと水で濡らした春雨を入れ、その上にセロリとさばの身をのせ、さば缶の汁を全体にまんべんなくかける。**B**をふってラップをかけ、電子レンジ（600W）で3分加熱する。一度よく混ぜてさらに2分加熱し、そのまま粗熱をとって春雨に煮汁を吸わせる。

3 **2**を8等分して春巻の皮で包み、巻き終わりに水で溶いた薄力粉を塗り、あれば分量外のクミンシードを散らしてからとめる。フライパンに1cmほど油を入れて180度くらいに熱して揚げ焼きにする。

サブ

4 トマトをひと口大に切り、もずく酢で和える。味をみて薄いようなら調味料を加えて味を調える。器に盛り、おろししょうがを添える。

＃イライラ対策　＃デトックス　＃むくみケア　＃血流改善

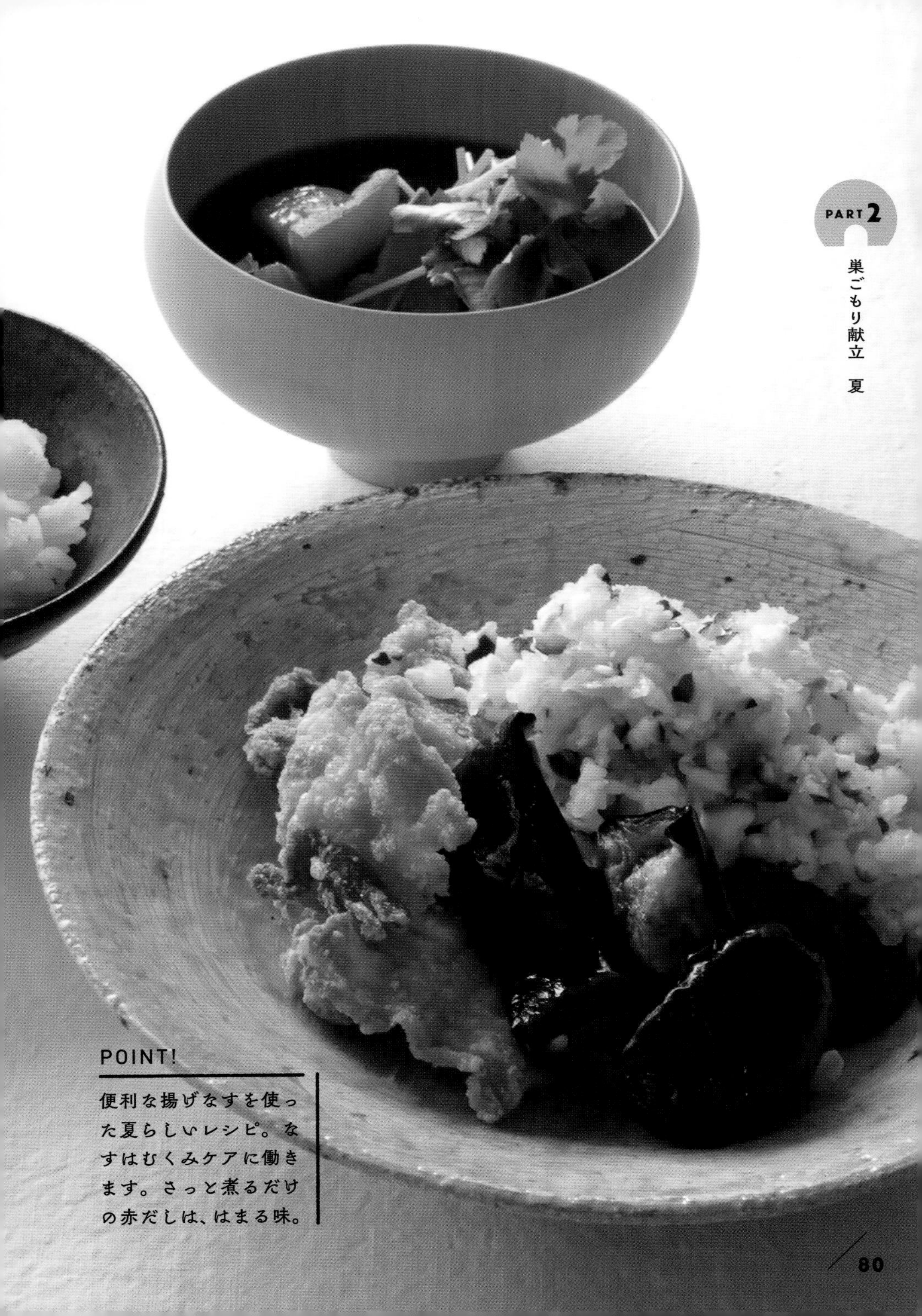

POINT!

便利な揚げなすを使った夏らしいレシピ。なすはむくみケアに働きます。さっと煮るだけの赤だしは、はまる味。

カリカリ豚と揚げなすのおろしかけとトマトの赤だし

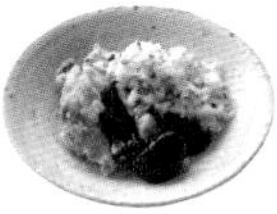

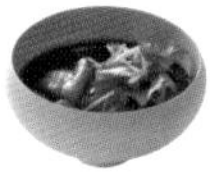

材料（2人分）

メイン

豚バラ肉（スライス）…… 150g
A ｜おろしにんにく …… 少々
　｜しょうゆ …… 大さじ½
片栗粉 …… 大さじ2½
揚げなす（冷凍）…… 200g
大根 …… ⅛本（100g）
ズッキーニ（小）…… 1本
B ｜レモン汁 …… 大さじ1
　｜麺つゆ（濃縮タイプ）…… 大さじ2
揚げ油 …… 適量

サブ

トマト …… 1個
かつおだし …… 2カップ
赤みそ …… 大さじ2
みつば …… 適宜

作り方

メイン

1 豚肉は7～8cm幅に切ってボウルに入れ、Aを加えて揉みこんでから片栗粉をまぶす。フライパンに3mmほど油を注いで熱し、豚肉をカリカリに揚げ焼きする。

2 ズッキーニと皮をむいた大根はあれば鬼おろしでおろしてザルにあげ、軽く水きりして混ぜる。

3 揚げなすはキッチンペーパーで包み、耐熱皿にのせてラップなしで温め、1とともに器に盛り、2をのせ、Bを混ぜ合わせてかける。

サブ

4 トマトはひと口大に切る。みつばは食べやすく刻む。

5 鍋にかつおだしを入れて温め、トマトを加え、赤みそを溶き入れる。器に盛り、みつばを添える。

#疲労回復　#むくみケア　#水分補給　#食欲アップ

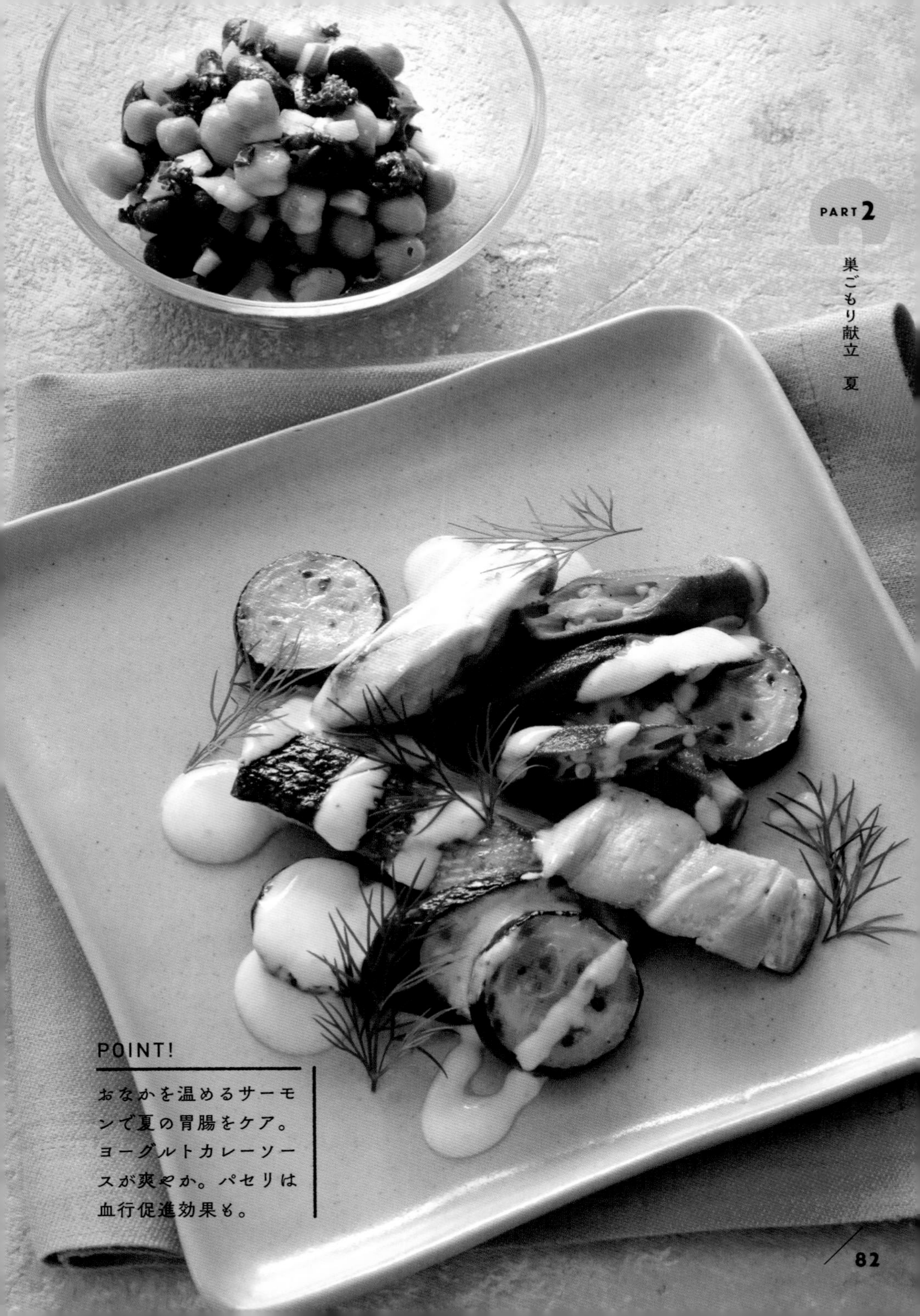

POINT!

おなかを温めるサーモンで夏の胃腸をケア。ヨーグルトカレーソースが爽やか。パセリは血行促進効果も。

サーモンと野菜のソテーとミックスビーンズサラダ

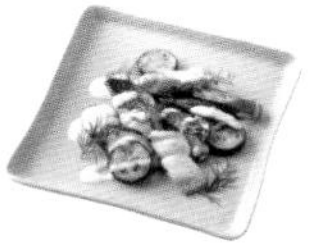

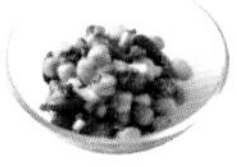

材料（2人分）

メイン

サーモン（切り身）…… 2切れ
ズッキーニ（小）…… 1本
オクラ …… 3本
ココナツオイル …… 大さじ1
酒 …… 大さじ1
塩・こしょう …… 各少々
A ヨーグルト …… 大さじ4
　カレー粉 …… 小さじ¼
　塩 …… 2つまみ
　こしょう …… 少々

サブ

ミックスビーンズ（サラダ用）…… 100g
パセリ（粗みじん切り）…… 大さじ3
赤玉ねぎ（粗みじん切り）…… 大さじ3
B 塩 …… 1つまみ
　こしょう …… 少々
　ディジョンマスタード（芥子でも）…… 小さじ1
　白ワインビネガー …… 大さじ1
　EVオリーブ油 …… 大さじ1

作り方

メイン

1 サーモンは食べやすく切り、分量外の塩少々をふり、水分をキッチンペーパーでおさえる。ズッキーニは1cm厚さの輪切り、オクラは板ずりして食べやすい長さに乱切りする。Aを混ぜ合わせてソースを作る。

2 フライパンにココナツオイルを入れて熱し、1のサーモンと野菜を加えて酒をふる。塩・こしょうをふってソテーする。

3 2を器に盛り、Aのソースをかけ、あればちぎったディルを散らす。

サブ

4 ミックスビーンズはさっと湯通しして水分をきる。

5 ボウルにBを入れて混ぜ合わせ、4とパセリ、赤玉ねぎを加えて和える。芥子を使う場合は量を少なめにする。

＃疲労回復　＃おなかの冷え対策　＃のどのケア　＃むくみケア

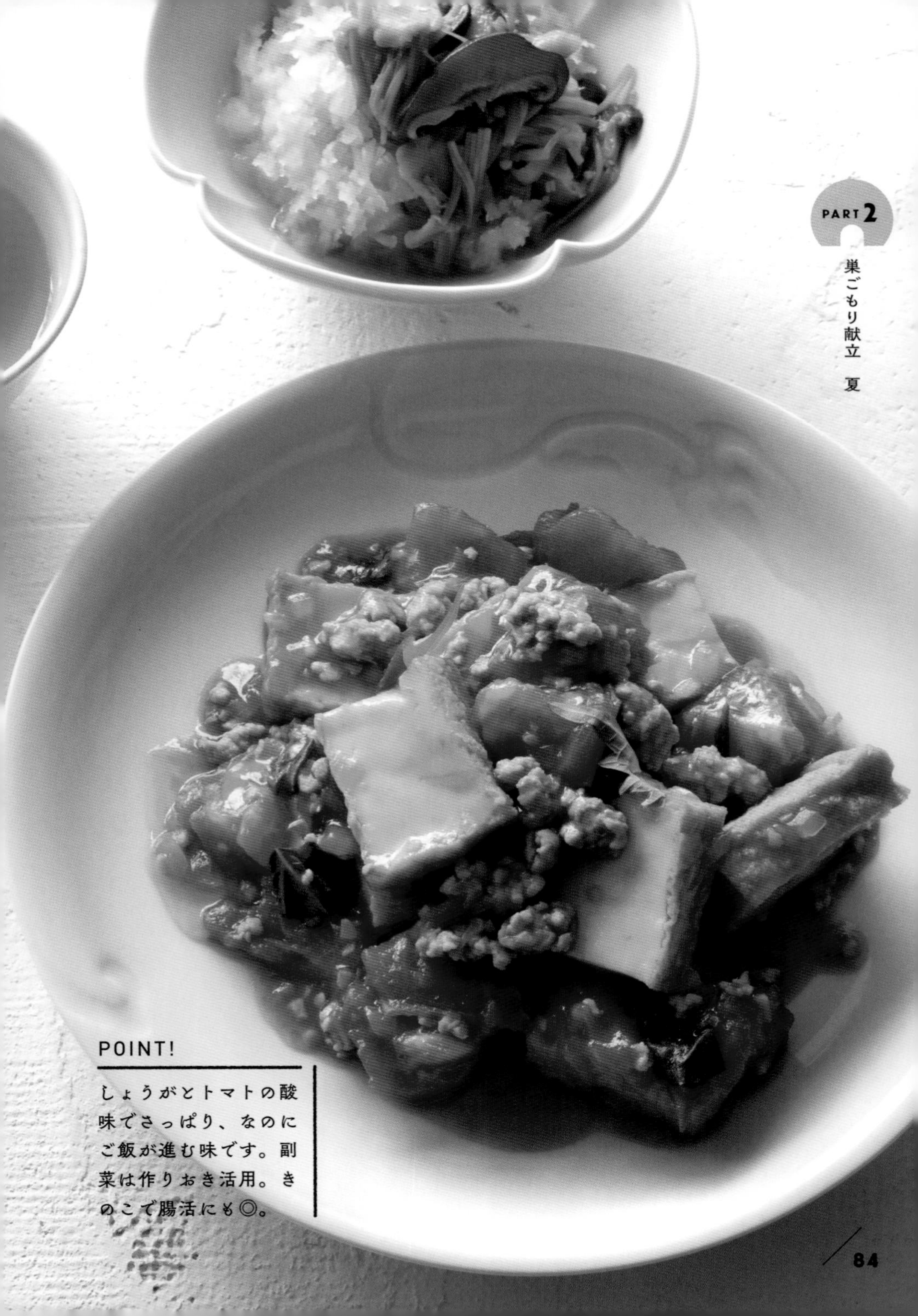

POINT!

しょうがとトマトの酸味でさっぱり、なのにご飯が進む味です。副菜は作りおき活用。きのこで腸活にも◎。

トマトと厚揚げのオイスター炒め煮となめたけおろし

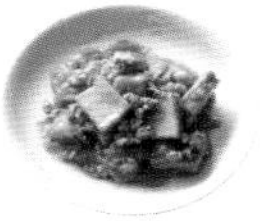

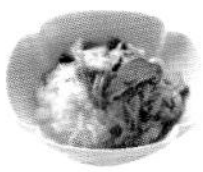

材料（2人分）

メイン

トマト（小さめ）…… 2個
厚揚げ …… 1枚（160g）
豚ひき肉（赤身）…… 100g
玉ねぎ（みじん切り）…… ¼個分
しょうが（みじん切り）…… 大さじ1
A　オイスターソース …… 大さじ2
　しょうゆ …… 小さじ1
　酒 …… 大さじ1
　水 …… 大さじ2
片栗粉・水 …… 各小さじ1
ごま油 …… 大さじ1
大葉 …… 3枚

サブ

ごろごろなめたけ（p24）…… 大さじ4
大根 …… 150g

作り方

メイン

1 トマトはひと口大に切る。厚揚げは油抜きし、ひと口大に切る。

2 フライパンにごま油を入れて熱し、玉ねぎ、しょうがを加えて炒め、豚ひき肉も加えて炒める。豚肉におおかた火が通ったら厚揚げとトマト、**A**を加えて炒め合わせる。水で溶いた片栗粉を加えてとろみをつける。ちぎった大葉を加えてさっと混ぜ、器に盛る。

サブ

3 大根は皮をむいておろし、ごろごろなめたけ（p24参照）をかける。

＃疲労回復　＃消化不良対策　＃水分補給　＃腸活

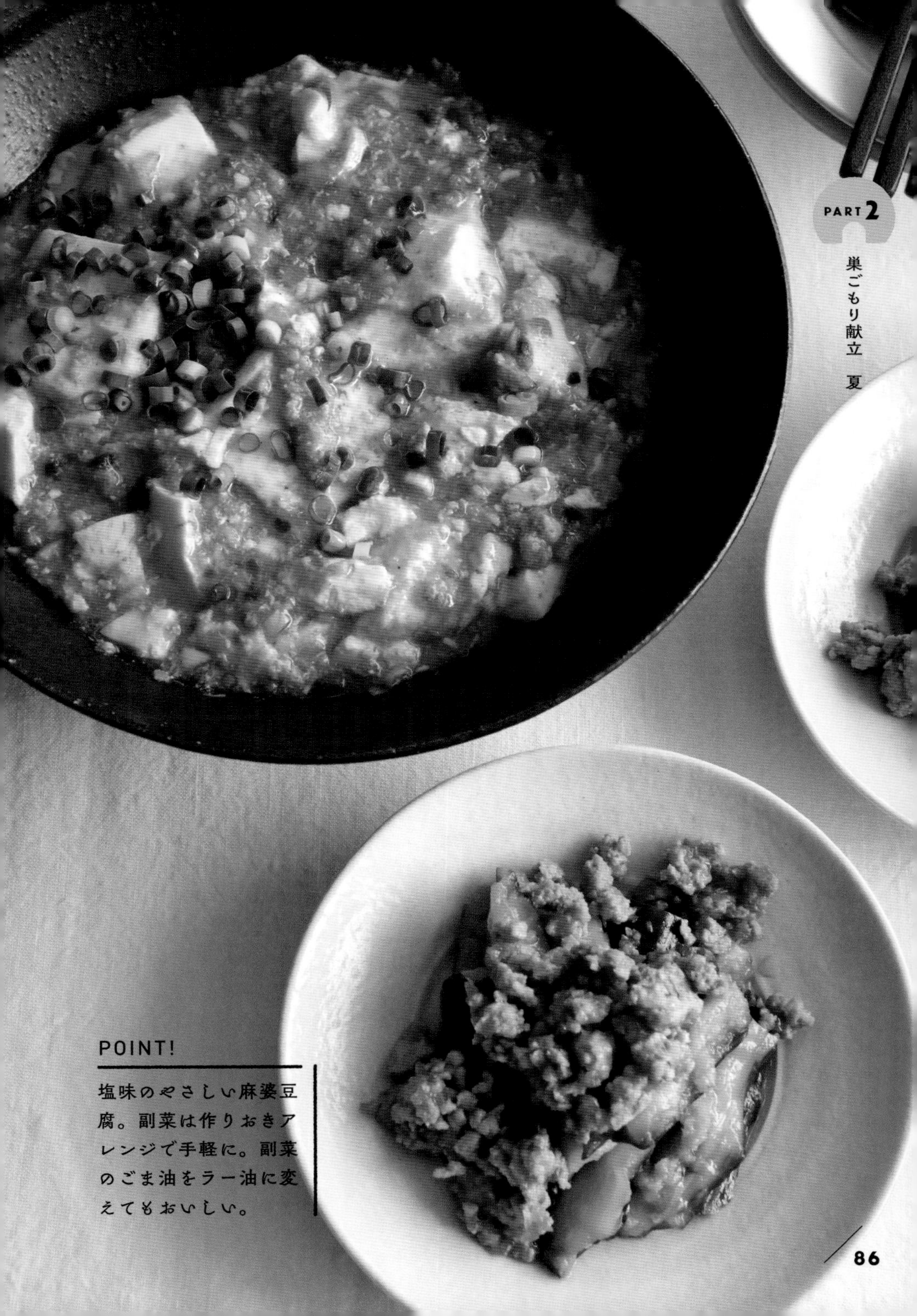

POINT!

塩味のやさしい麻婆豆腐。副菜は作りおきアレンジで手軽に。副菜のごま油をラー油に変えてもおいしい。

カニ缶の塩麻婆と
きゅうりのたたき肉みそかけ

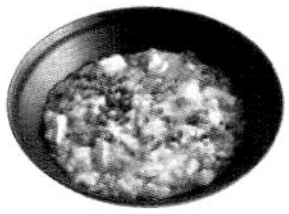

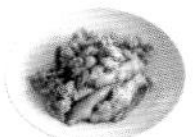

材料（2人分）

メイン

豆腐（絹）…… 1丁（350g）

A
- カニ缶（水煮・フレーク）…… 1個（55g）
- 豆板醤 …… 大さじ½
- 粉山椒 …… 少々〜小さじ¼
- 塩 …… 2つまみ
- 酒・水 …… 各大さじ1
- 片栗粉 …… 大さじ½
- しょうが（みじん切り）…… 大さじ1
- 長ねぎ（みじん切り）…… 大さじ3

小ねぎ …… 適宜

サブ

きゅうり …… 2本

B
- おろししょうが …… 小さじ½
- しょうゆ・ごま油 …… 各小さじ½
- オイスターソース …… 小さじ½
- 米酢 …… 小さじ2

中華風肉みそ（p20）…… 大さじ2（好みで調整）

作り方

メイン

1 豆腐はキッチンペーパーで包み、表面の水けを取る。

2 耐熱ボウルにA（カニ缶は汁ごと）を入れ混ぜ合わせる。

3 2に豆腐を入れ、ゴムベラなどで8等分くらいに割り、豆腐が表面全体を覆うようにしてからラップをかける。電子レンジ（600W）で5分加熱し、全体を混ぜる。さらに2分加熱して混ぜ、器に盛り、小口切りした小ねぎをふる。

サブ

4 きゅうりは分量外の塩少々で板ずりし、たたいて食べやすい大きさに分ける。水分をキッチンペーパーでおさえる。

5 ボウルにBを入れて混ぜ合わせ、4を加えて和える。器に盛り、肉みそ（p20参照）をかける。

＃疲労回復　＃むくみケア　＃胃腸ケア　＃暑さ対策

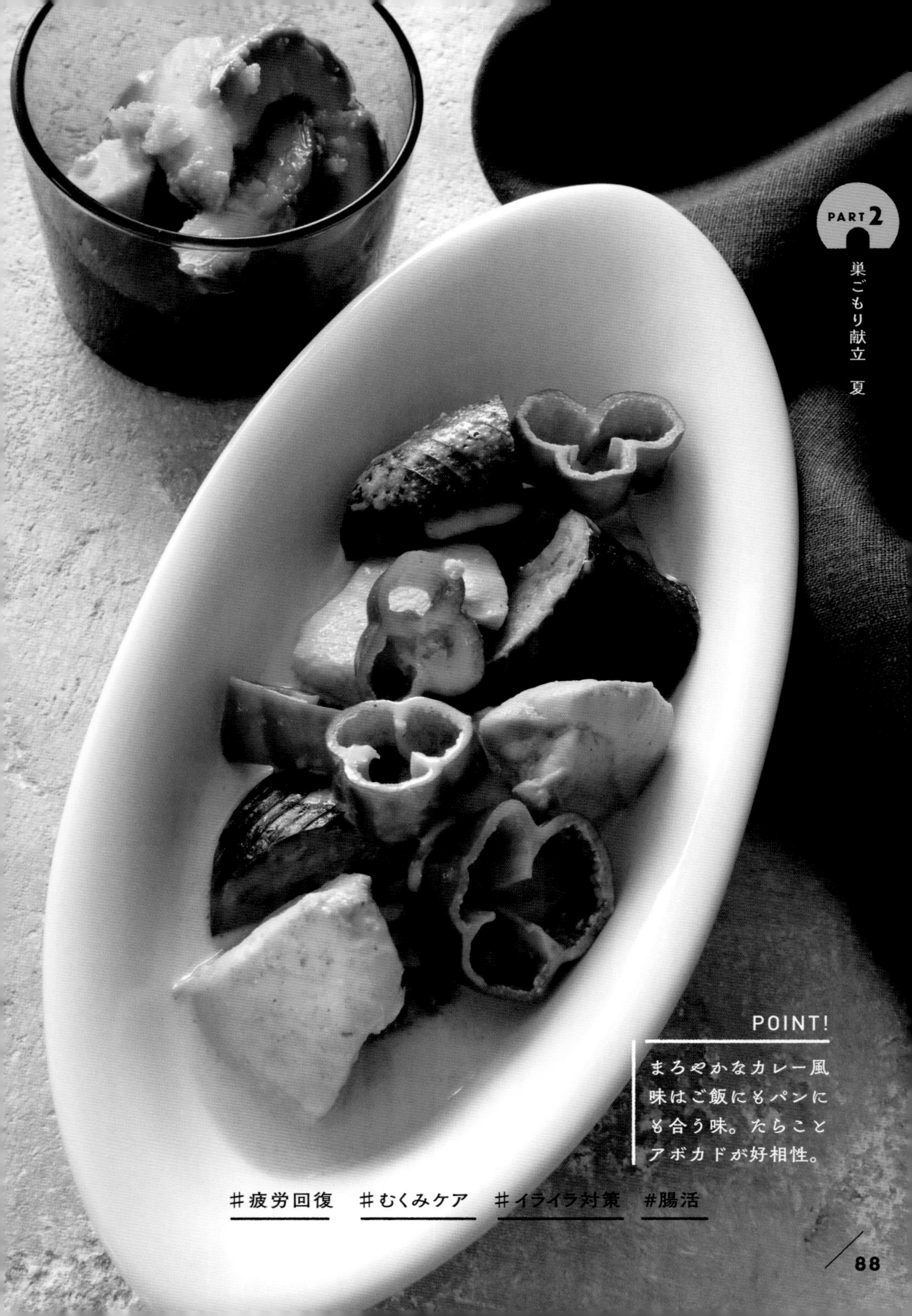

POINT!

まろやかなカレー風味はご飯にもパンにも合う味。たらことアボカドが好相性。

＃疲労回復　＃むくみケア　＃イライラ対策　＃腸活

鶏むね肉と夏野菜のココナツカレー煮と
アボカドたらこサラダ

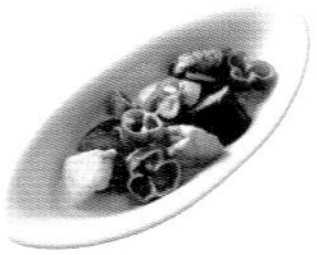

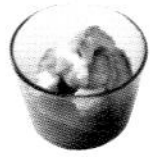

材料（2人分）

メイン

鶏むね肉（小）…… 1枚（200g）

A
- きび砂糖 …… 小さじ½
- おろししょうが …… 大さじ½

なす …… 2本

ピーマン …… 3個

にんにく …… 1かけ

B
- 塩 …… 2つまみ
- ナンプラー …… 小さじ½
- カレー粉 …… 大さじ1
- 白ワイン（酒でも）…… 大さじ2
- 水 …… 100mℓ

ココナツミルク …… 100mℓ

EVオリーブ油 …… 大さじ2

サブ

アボカド …… 1個

C
- たらこ・レモン汁 …… 各大さじ1
- 塩・こしょう …… 各少々
- はちみつ …… 少々（小さじ¼）
- EVオリーブ油 …… 大さじ½

作り方

メイン

1 鶏肉はひと口大に切り、Aをまぶす。なすは縦半分に切り、斜めに切込みを入れてから3等分し水にさらす。ピーマンは1cm幅の輪切りにする。にんにくは潰す。

2 フライパンににんにくとオリーブ油半量を入れて弱火にかけ、にんにくがきつね色になったら鶏肉を入れ、表面が白くなるまで焼いて取り出す。残りのオリーブ油を足し、強火にし水分をきったなすを加えて炒める。

3 2のなすに分量外の塩少々をふり、表面をしっかり炒めてBを加え、鶏肉を戻す。軽く混ぜて蓋をし、沸騰したら弱めの中火で5分蒸し煮する。鶏肉に火が通ったらピーマンとココナツミルクを加えて1〜2分煮る。

サブ

4 ボウルにCを入れて混ぜ合わせる。アボカドをひと口大に乱切りし加えて和える。

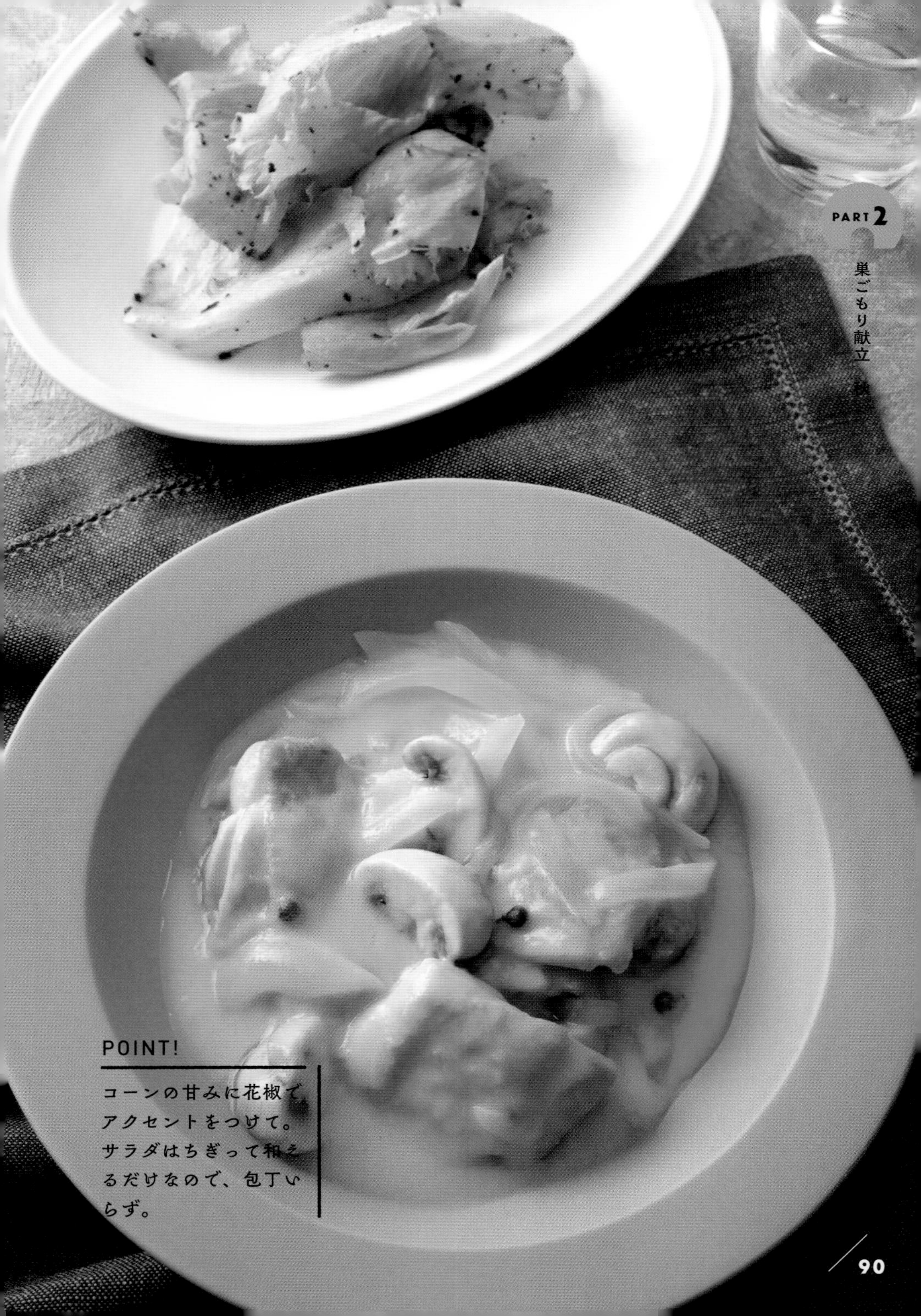

POINT!

コーンの甘みに花椒でアクセントをつけて。サラダはちぎって和えるだけなので、包丁いらず。

鶏肉のクリームコーン煮と
レタスのゆかりサラダ

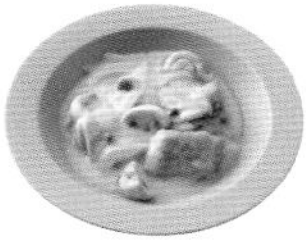

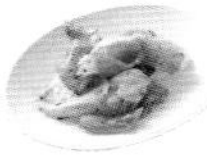

材料（2人分）

メイン

鶏もも肉（大）…… 1枚
白マッシュルーム …… 1パック（6〜8個）
玉ねぎ …… ½個
花椒（ホール）…… 小さじ½
A クリームコーン（缶）…… 200g
　塩 …… 2つまみ
　おろししょうが …… 小さじ½
　酒 …… 大さじ1
　水 …… 100mℓ
太白ごま油 …… 大さじ1

サブ

レタス …… 3枚
B 赤しそふりかけ …… 小さじ½
　塩・こしょう …… 各少々
　レモン汁・ごま油 …… 各大さじ½

作り方

メイン

1 鶏肉は6等分に切り、分量外の塩少々をふり、水分をキッチンペーパーでおさえる。マッシュルームは縦半分に切る。玉ねぎは厚めにスライスする。

2 フライパンに太白ごま油を入れて熱し、鶏肉を皮目から入れる。しっかりと焼き色がつくまで焼く。裏返したタイミングで脂が多ければ取り除き、鶏肉を端に寄せ、空いたところに玉ねぎと花椒を入れて炒める。

3 2の玉ねぎがしんなりしたらマッシュルーム、Aを加える。沸騰したら火を弱め、5分ほど煮て器に盛る。

サブ

4 レタスは食べやすい大きさに手でちぎる。氷水につけてパリッとさせてからしっかりと水分をきる。ボウルにBを入れて混ぜ合わせ、レタスを加えて和える。

＃疲労回復　＃むくみケア　＃イライラ対策　＃食欲アップ

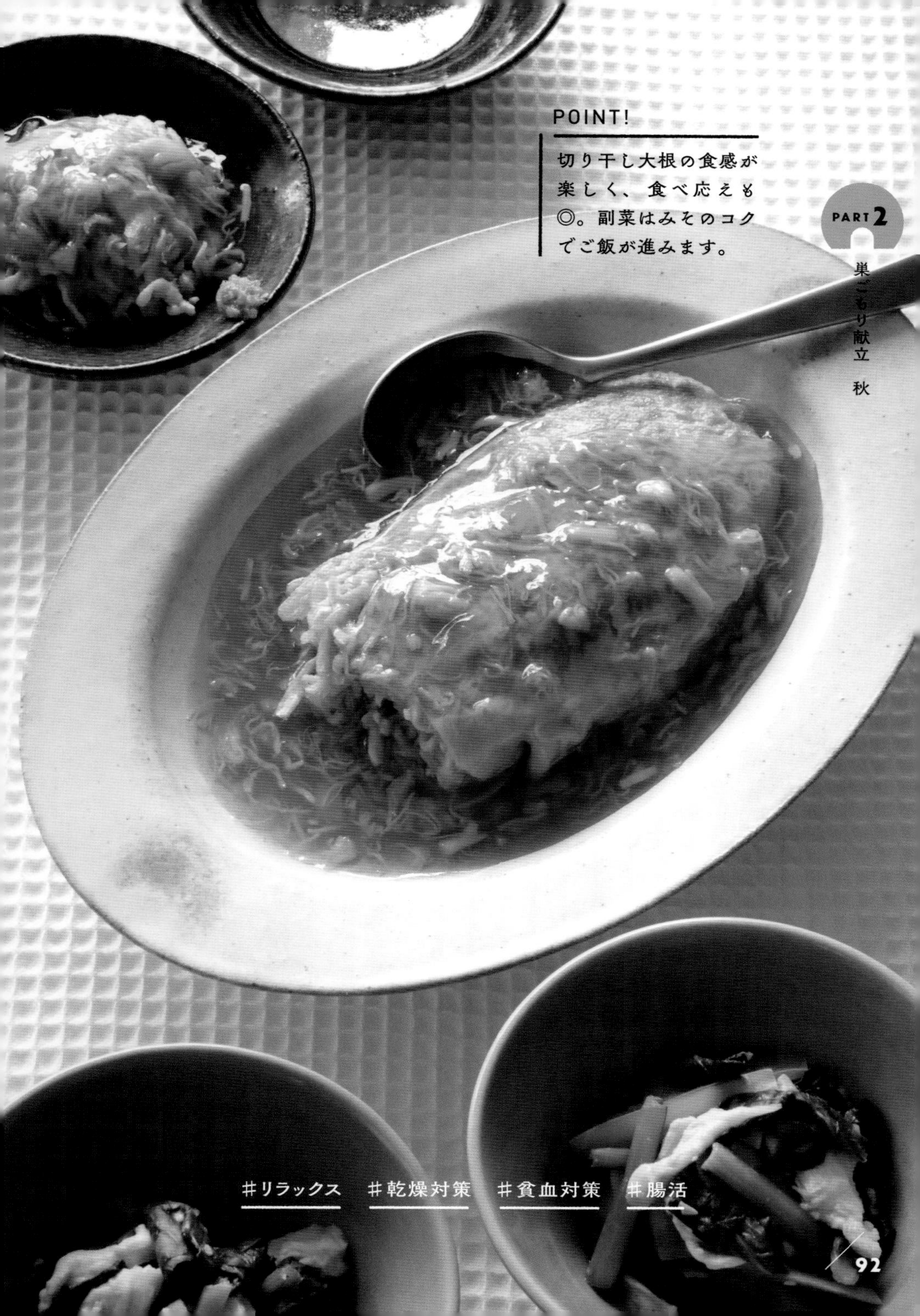

POINT!

切り干し大根の食感が楽しく、食べ応えも◎。副菜はみそのコクでご飯が進みます。

＃リラックス　＃乾燥対策　＃貧血対策　＃腸活

切り干し大根のあんかけ卵焼きと小松菜のみそ和え

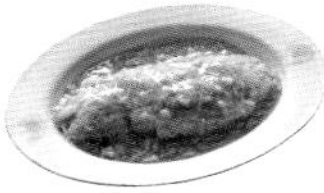

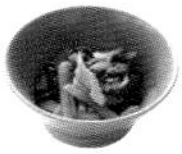

材料(2人分)

メイン

切り干し大根(乾燥)…… 30g
卵 …… 4個
A 塩 …… 1つまみ
　しょうゆ …… 小さじ1
太白ごま油 …… 大さじ2
B ホタテ缶(水煮)…… 1個(40g)
　塩 …… 少々
　しょうゆ・酒 …… 各大さじ½
　かつおだし(濃いめ)…… 1カップ
片栗粉・水 …… 各大さじ1
わさび …… 適宜

サブ

小松菜 …… 2株(100g)
ゆでささみ(p28)…… 1本
C みそ …… 小さじ2
　きび砂糖 …… 小さじ1
　麺つゆ(濃縮タイプ)…… 小さじ1

作り方

メイン

1 切り干し大根はさっと洗って水で戻し、水分をしっかりとしぼって軽く刻む。卵を溶いて**A**を加え、混ぜ合わせる。

2 小鍋に**B**(ホタテ缶は汁ごと)を入れて火にかける。沸いたら水で溶いた片栗粉を加え、とろみをつける。

3 フライパンに半量のごま油を入れて熱し、切り干し大根を炒める。油がまわったら端に寄せる。空いたところに残りの油を入れ、卵液を加える。強火にしてさっとかき混ぜてから切り干し大根を混ぜる。半分に折って形を整え、蓋をして火を弱めて2分ずつ両面を焼く。器に盛り、**2**をかけ、わさびを添える。

サブ

4 小松菜は4cm長さに切り、キッチンペーパーに包む。耐熱皿にのせ、ラップなしで電子レンジ(600W)で1分加熱し、新しいキッチンペーパーで水分をおさえる。ゆでささみ(p28参照)は食べやすい大きさに手で割く。

5 ボウルに**C**を入れて混ぜ合わせ、**4**を加えて和える。

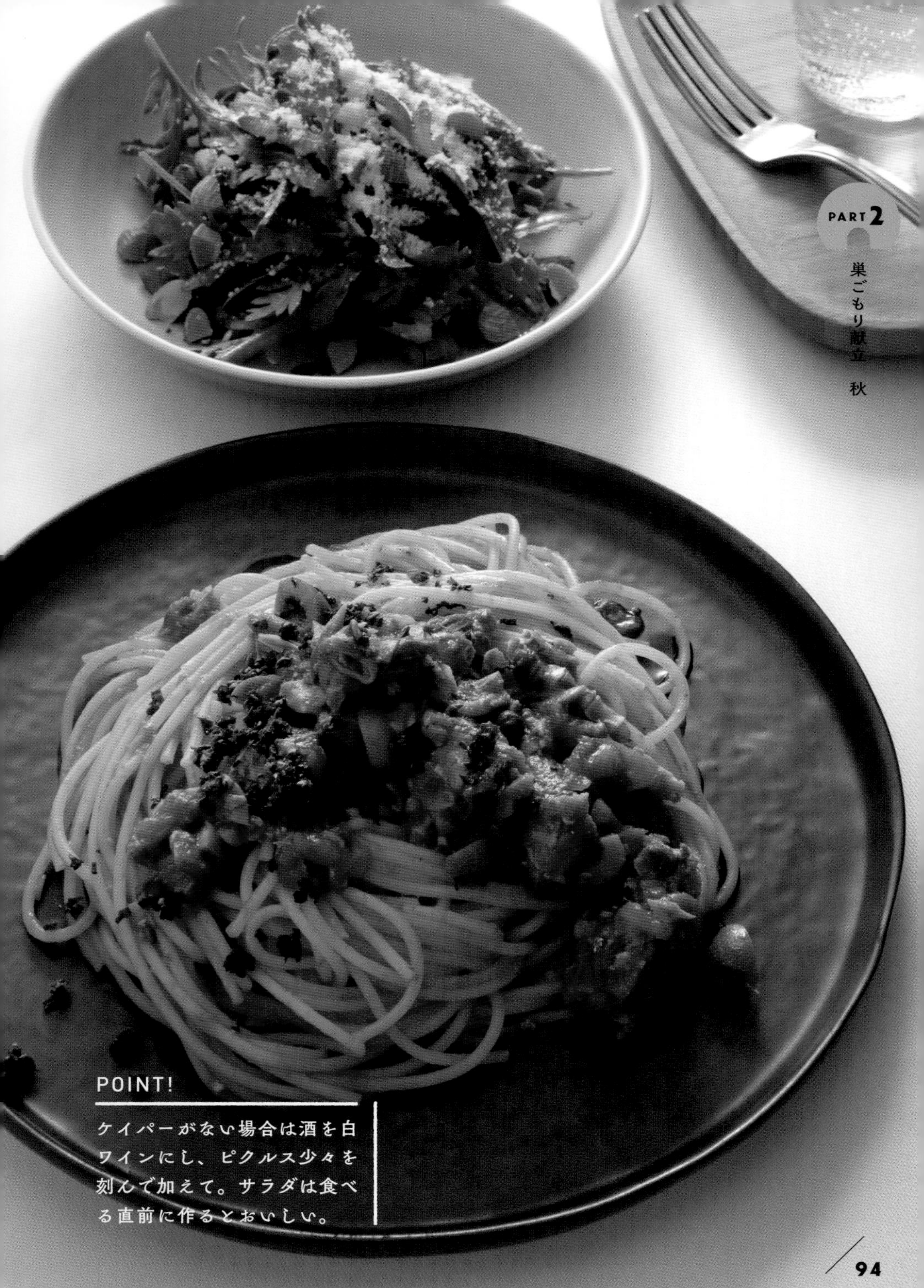

POINT!

ケイパーがない場合は酒を白ワインにし、ピクルス少々を刻んで加えて。サラダは食べる直前に作るとおいしい。

さば缶のプッタネスカ風パスタと春菊のサラダ

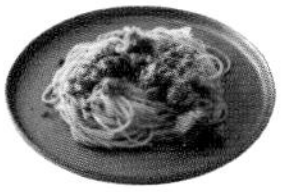

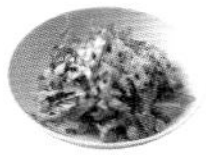

材料(2人分)

メイン

さば缶(水煮)…… 1個(190g)
にんにく(みじん切り)…… 小さじ1
A トマトソース(市販)…… 150g
アンチョビフィレ(粗みじん切り)…… 2枚分
グリーンオリーブ …… 30g(8~9個)
ケイパー・酒 …… 各大さじ1
こしょう・カイエンペッパー …… 各少々
EVオリーブ油 …… 大さじ1
パスタ(乾燥)…… 160g
パセリ(みじん切り)…… 適宜

サブ

春菊(葉の部分)…… 30g
ローストアーモンド …… 30g
B 粒マスタード・はちみつ …… 各小さじ1
塩・こしょう …… 各少々
白ワインビネガー …… 小さじ1
EVオリーブ油 …… 大さじ½
粉チーズ …… 適宜

作り方

メイン

1 さば缶は身と汁を分ける。オリーブは軽く刻む。

2 フライパンににんにくとオリーブ油を入れて熱し、香りが立ってきたら**A**と さば缶の汁を加える。軽くとろみが出てくるまで煮詰める。さば缶の身を加えて軽く崩しながら混ぜ、こしょう、カイエンペッパーで味を調える。

3 パスタをゆでて**2**に加え、さっと混ぜて器に盛る。パセリをふり、EVオリーブ油(分量外)をまわしかける。

サブ

4 春菊の葉は冷水にさらしてパリッとさせ、水分をきる。アーモンドは軽く刻む。

5 ボウルに**B**を入れて混ぜ合わせ、**4**を加えて和える。器に盛り、粉チーズをふる。

#のどの乾燥対策　#食欲アップ　#血行促進　#リラックス

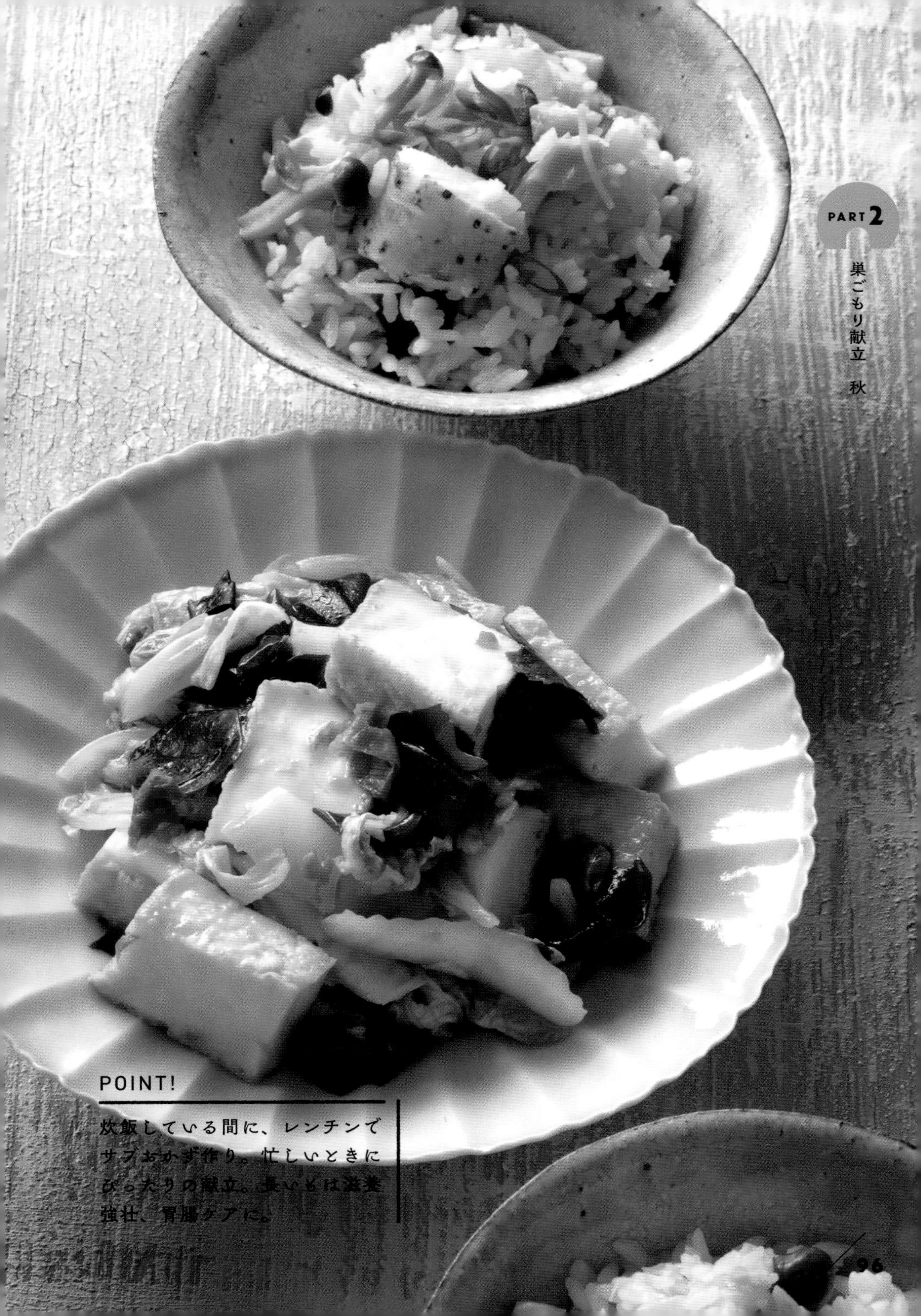

POINT!

炊飯している間に、レンチンでサブおかず作り。忙しいときにぴったりの献立。長いもは滋養強壮、胃腸ケアに。

塩鮭の炊き込みご飯と白菜のレンジ蒸し

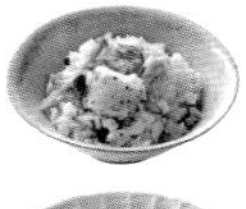

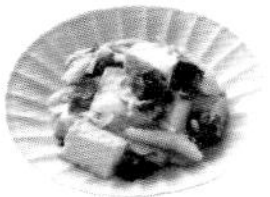

材料（2人分）

メイン

- 米 …… 1合
- 塩鮭（甘口・切り身）…… 1切れ（80g）
- 長いも …… 150g
- しめじ …… ½パック（80g）
- しょうが …… 10g
- A
  - 水 …… 180mℓ
  - 酒・しょうゆ …… 各小さじ1
  - 塩 …… 1つまみ
- 小ねぎ …… 適宜

サブ

- 白菜 …… 120g（2枚）
- 乾燥わかめ …… 3つまみ
- 厚揚げ …… 1枚（180g）
- B
  - 梅干し（塩分がしっかりしたもの）…… 大1個
  - 麺つゆ（濃縮タイプ）…… 大さじ½
  - ごま油 …… 大さじ1

作り方

メイン

1 米を研ぐ。塩鮭は分量外の酒少々をまぶす。長いもはひげを取り、皮ごと小さめのひと口大に切る。しめじは小房に分け、しょうがはせん切りする。小ねぎは斜め切りにする。

2 炊飯器に米とAを入れて混ぜ、鮭を入れて周りにしめじとしょうがをのせる。長いもはその上にのせて炊飯する。

3 炊きあがったら蒸らし、鮭は骨を取る。長いもが崩れすぎないよう、全体を混ぜる。器に盛り、小ねぎをふる。

サブ

4 白菜の葉は大きめのひと口大、茎は1.5cm幅に切る。乾燥わかめは水で戻し、水分をきる。厚揚げは油抜きしてひと口大に切る。梅干しを軽くたたき、Bを混ぜ合わせる。

5 耐熱ボウルに具材を入れてBをかける。ラップをかけて電子レンジ（600W）で3分加熱し、混ぜ合わせる。梅干しの塩分によって、足りなければ分量外の塩少々を加える。

＃滋養強壮　＃呼吸器ケア　＃胃腸ケア　＃むくみケア　＃腸活

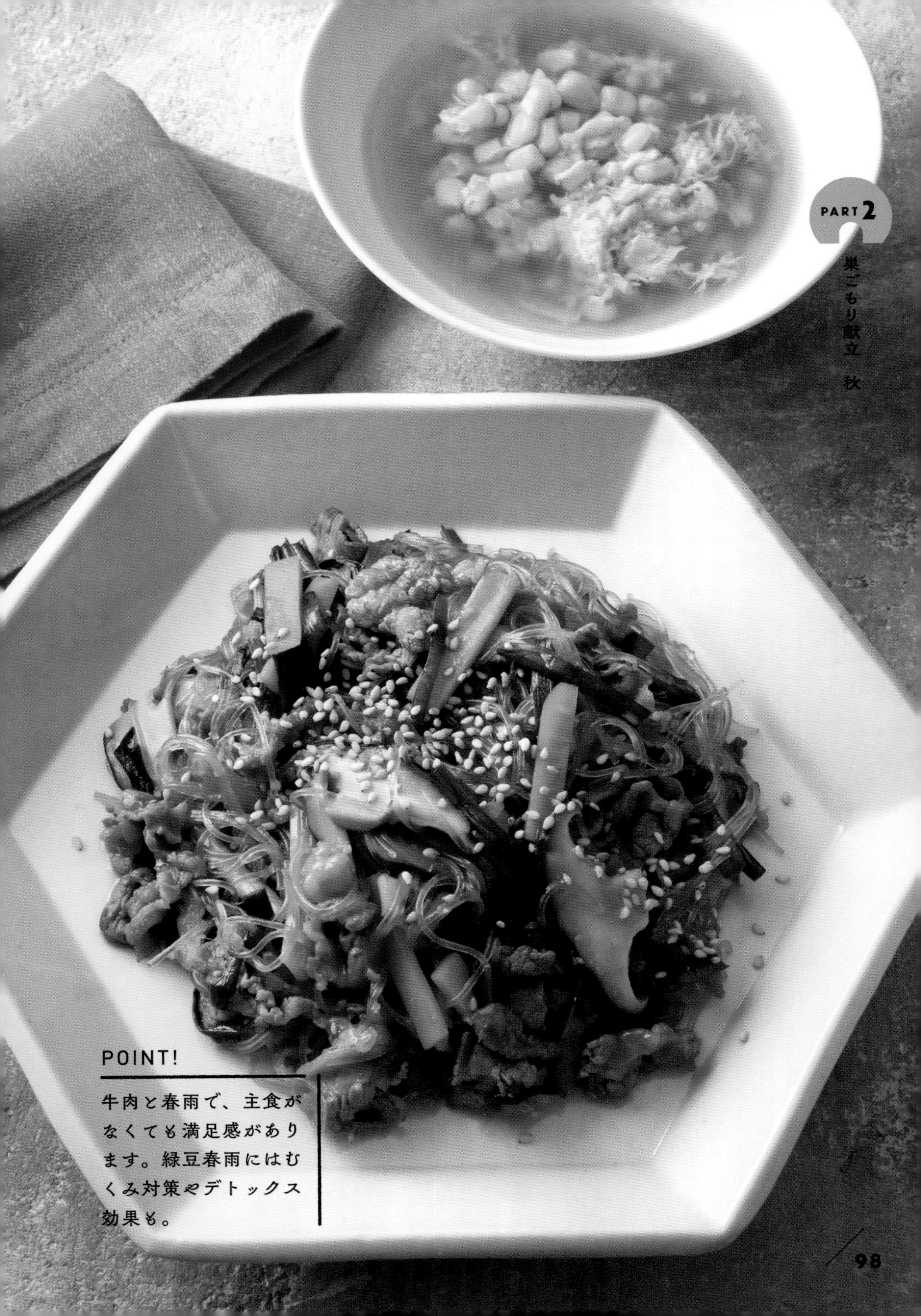

POINT!

牛肉と春雨で、主食がなくても満足感があります。緑豆春雨にはむくみ対策やデトックス効果も。

牛肉と野菜のチャプチェ風と卵の韓国風スープ

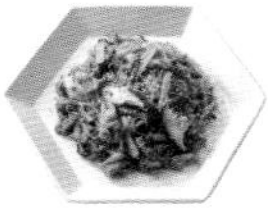

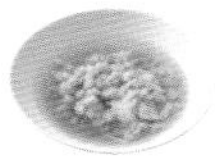

材料（2人分）

メイン

牛肉（切り落とし）…… 150g
ニラ …… ½束（50g）
にんじん（小）…… ½本（50g）
しいたけ …… 3枚
春雨（乾燥・ショートタイプ）…… 40g
塩 …… 少々
酒・ごま油 …… 各大さじ1
A
- 鶏ガラスープ …… 1カップ
- おろしにんにく …… 小さじ¼
- しょうゆ・きび砂糖 …… 各大さじ1½

白いりごま …… 小さじ1

サブ

卵 …… 1個
B
- ホールコーン（冷凍）…… 50g
- 鶏ガラスープ …… 2カップ
- コチュジャン …… 小さじ2
- しょうゆ …… 小さじ½
- 塩・こしょう …… 各少々

作り方

メイン

1 ニラは4cm長さに切り、にんじんはニラと同じくらいの大きさの短冊切りにする。しいたけは薄切りにする。

2 フライパンにごま油を入れて熱し、牛肉、にんじん、しいたけ、ニラの順に加え、塩と酒を加えて強火でさっと炒めて取り出す。

3 空いたフライパンに**A**と乾燥したままの春雨を入れて加熱する。水分がほとんどなくなってきたら、**2**を戻して混ぜ合わせる。器に盛り、白ごまをふる。

サブ

4 卵は割りほぐしておく。鍋に**B**を入れて火にかけ、煮立ったら卵液をまわし入れる。火を止め、箸でそっと混ぜる。

＃貧血対策　＃滋養強壮　＃むくみケア　＃アイケア

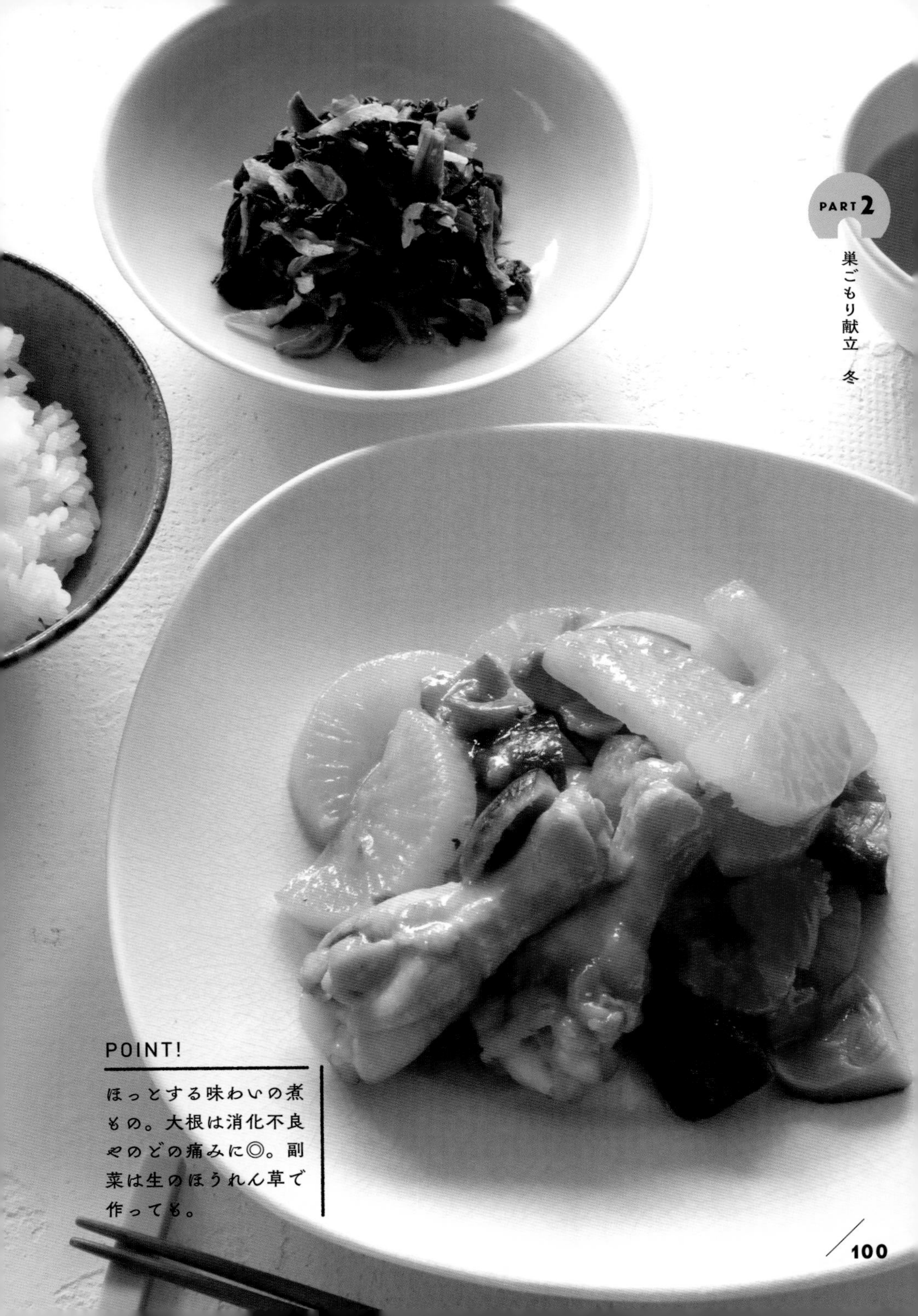

POINT!

ほっとする味わいの煮もの。大根は消化不良やのどの痛みに◎。副菜は生のほうれん草で作っても。

鶏手羽元の梅オイスター煮とほうれん草のおひたし

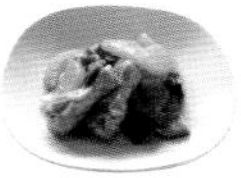

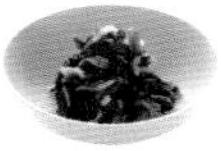

材料（2人分）

メイン

鶏手羽元 …… 6本（約300g）
大根 …… ⅓本（300g）
干ししいたけ …… 3枚

A
しいたけ戻し汁 …… 1カップ（足りなければ水を足す）
梅干し（大・塩分8％） …… 2個
酒 …… 大さじ2

B
オイスターソース …… 大さじ1
しょうゆ …… 小さじ1

太白ごま油 …… 大さじ½

サブ

ほうれん草（冷凍） …… 100g

C
麺つゆ（濃縮タイプ） …… 大さじ1
氷 …… 5〜6個
水 …… 1カップ

麺つゆ（濃縮タイプ） …… 大さじ½
乾燥小えび …… 2g（大さじ1）

作り方

メイン

1 大根は皮をむき、7㎜厚さの半月切りにする。干ししいたけはさっと洗って水で戻し、軸を落として4等分する。戻し汁はとっておく。

2 厚手の鍋に太白ごま油を入れて熱し、鶏肉の表面を焼き、脂が多いようなら取る。大根としいたけを加えてさっと炒め、**A**を加える。落とし蓋をし、中火で12分ほど煮る。

3 大根がやわらかくなったら**B**を加えて混ぜる。さらに5分ほど煮て、煮汁がとろりとしてきたら火から下ろす。

サブ

4 冷凍ほうれん草を耐熱皿にのせ、ラップなしで電子レンジ（600W）で2分30秒加熱する。ボウルに入れた**C**の中に放って冷まし、水分をしぼる。小えびもラップなしで2分ほど加熱する。

5 ボウルに**4**を入れ、麺つゆを加えて和える。

#消化不良対策　#疲労回復　#貧血対策　#腸活

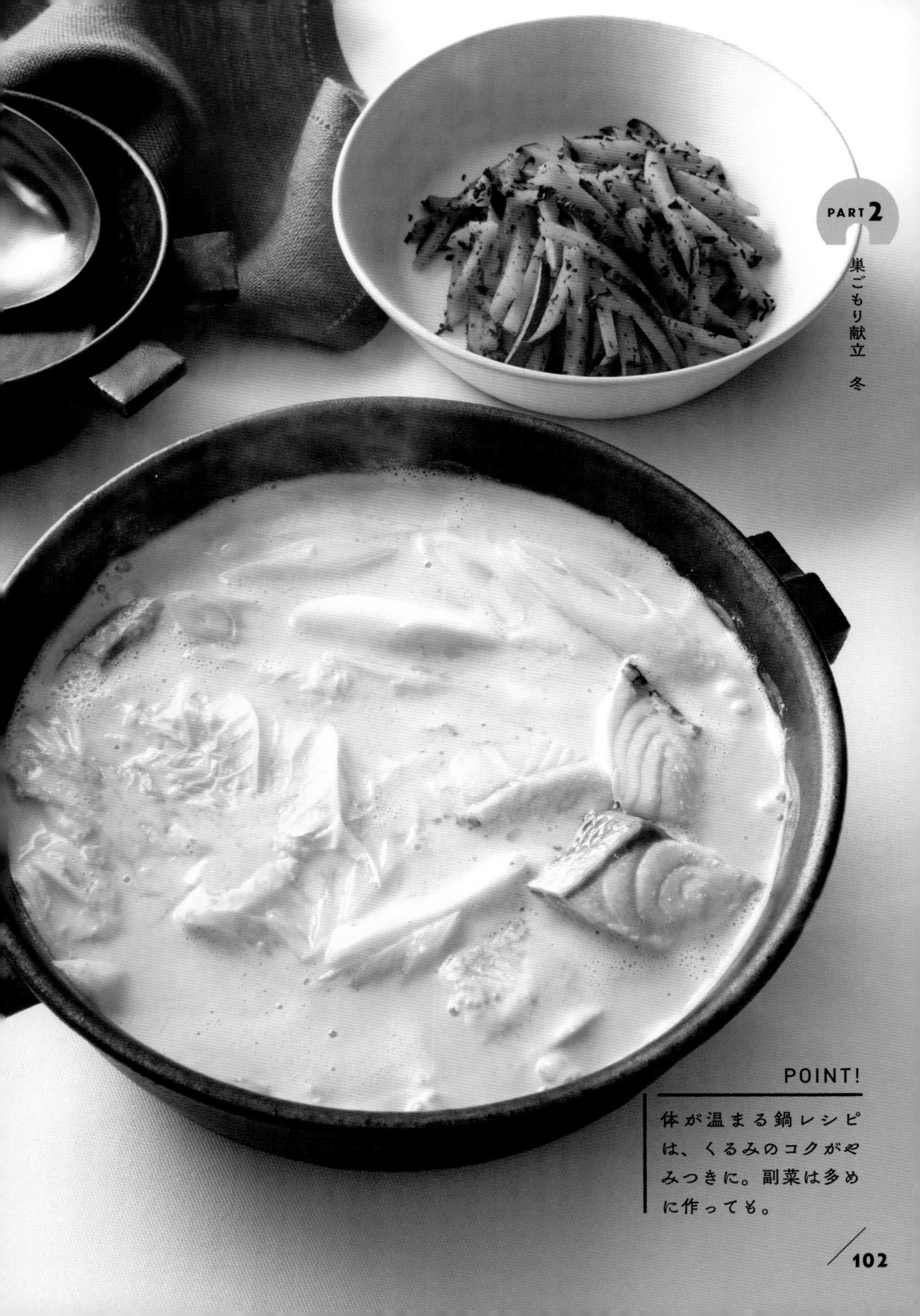

POINT!

体が温まる鍋レシピは、くるみのコクがやみつきに。副菜は多めに作っても。

鮭のくるみ酒粕鍋とかぼちゃのゆかり和え

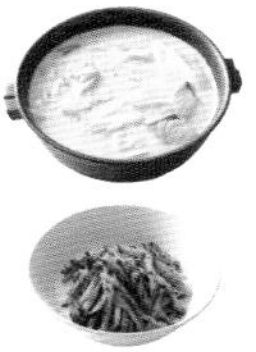

材料（2人分）

メイン

- 鮭（切り身）…… 2切れ
- 長ねぎ …… 1本
- 白菜 …… 3枚（200g）
- 水 …… 4カップ
- 昆布（10cm角）…… 1枚
- A
  - くるみ …… 50g
  - 酒粕 …… 100g
  - みそ …… 大さじ1
  - 塩 …… 小さじ1
  - こしょう …… 少々
  - 豆乳 …… 1カップ

サブ

- かぼちゃ …… ⅛個（120g）
- 酒 …… 小さじ½
- 赤しそふりかけ …… 小さじ1

作り方

メイン

1. **A**をミキサーに入れて撹拌する。鮭は食べやすい大きさに切る。長ねぎは1cm厚さの斜め切りにする。白菜は葉と茎に分け、それぞれ食べやすい大きさに切る。
2. 鍋に水と昆布を入れて火にかけ、白菜の葉以外の具材を加えて煮る。8割がた火が通ったら白菜の葉と**A**を加え、弱めの中火で葉に火が通るまで煮る。

サブ

3. かぼちゃは細切りにして耐熱容器に入れる。酒をからめてラップをかけ、電子レンジ（600W）で2分半加熱する。加熱時間は様子をみて調整する。
4. **3**の水分をきり、赤しそふりかけを加えて和える。

#血行促進　#冷え対策　#胃腸ケア　#体力アップ

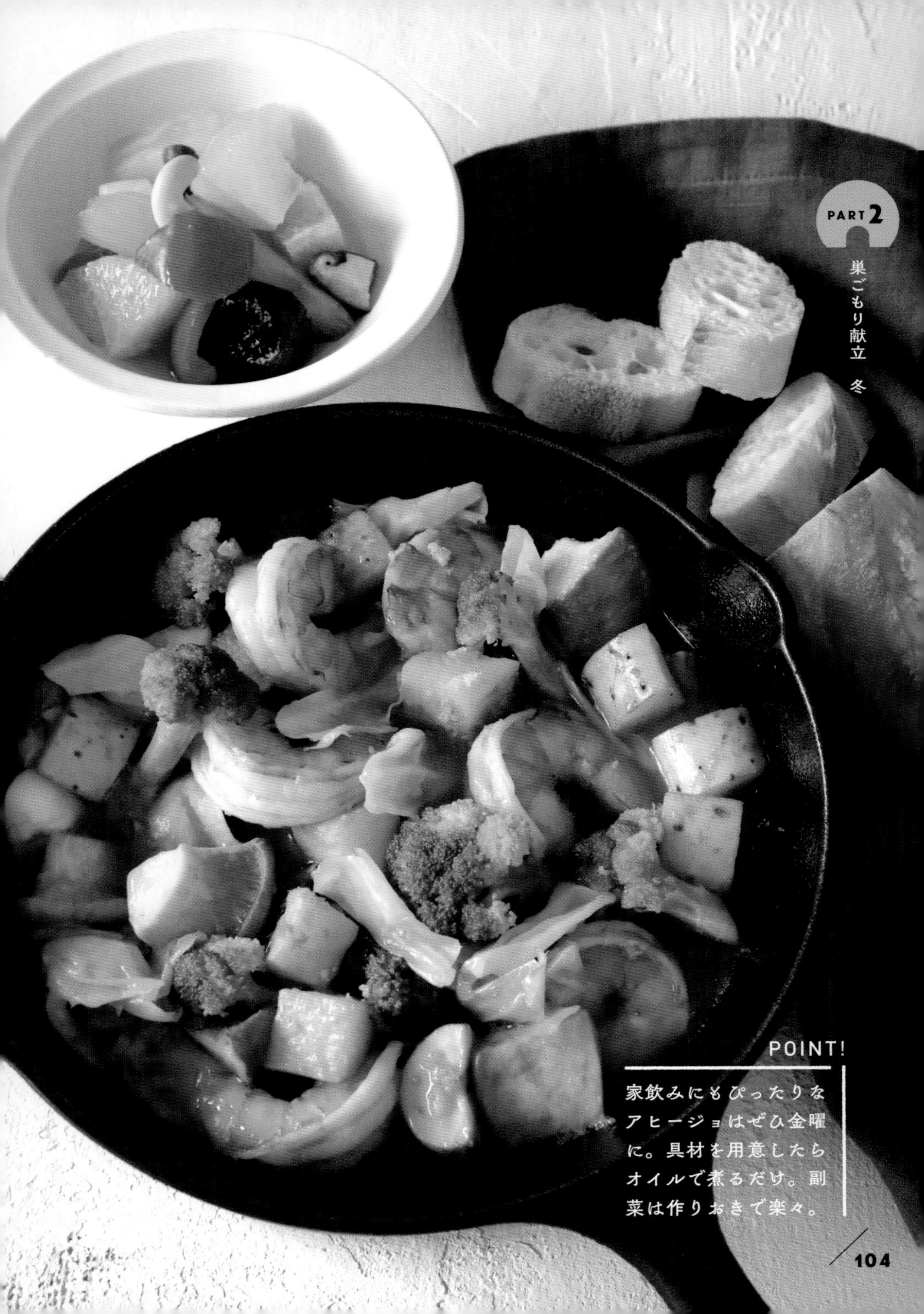

POINT!

家飲みにもぴったりなアヒージョはぜひ金曜に。具材を用意したらオイルで煮るだけ。副菜は作りおきで楽々。

えびのジンジャーアヒージョとピクルス

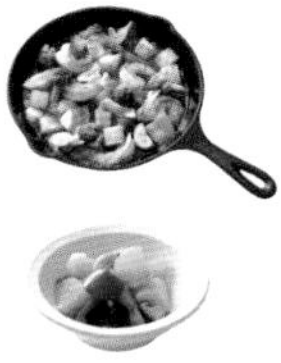

材料（2人分）

メイン

えび（ブラックタイガーなど）…… 6尾
長いも …… 100g
キャベツ …… 1枚
ブロッコリー …… 50g
エリンギ（大）…… 1本
A | おろししょうが …… 大さじ2
鷹の爪（輪切り）…… 1本分
にんにく …… 1かけ
塩 …… 小さじ1弱
こしょう …… 少々
EVオリーブ油 …… 1カップ
バゲット …… 適宜

サブ

ピクルス（p23）…… 適量
オレンジ（小）…… 1個

作り方

メイン

1 えびは殻をむいて背開きし、背ワタを取り除いて、キッチンペーパーで水分を拭き取る。長いもはひげをとって皮ごと2cm角に切って耐熱容器に入れる。ラップなしで電子レンジ（600W）で3分ほど加熱して冷ます。キャベツはひと口大に手でちぎる。ブロッコリーとエリンギはひと口大に切る。にんにくはつぶす。

2 鍋にAを入れ、軽く混ぜてからえび以外の材料を入れて弱火にかける。

3 2のオイルがふつふつとしてきたら、えびを加える。時々底から返すように大きく混ぜながら、えびに火が入るまで5分ほど加熱し、火からおろす。切ったバゲットを添える。

サブ

4 オレンジの外皮をむき、薄皮ごとピクルス（p23参照）と同じくらいの大きさに切る。ピクルスとともに器に盛り、ピクルス液適量をかける。

#疲労回復　#冷え対策　#滋養強壮　#腸活　#リラックス

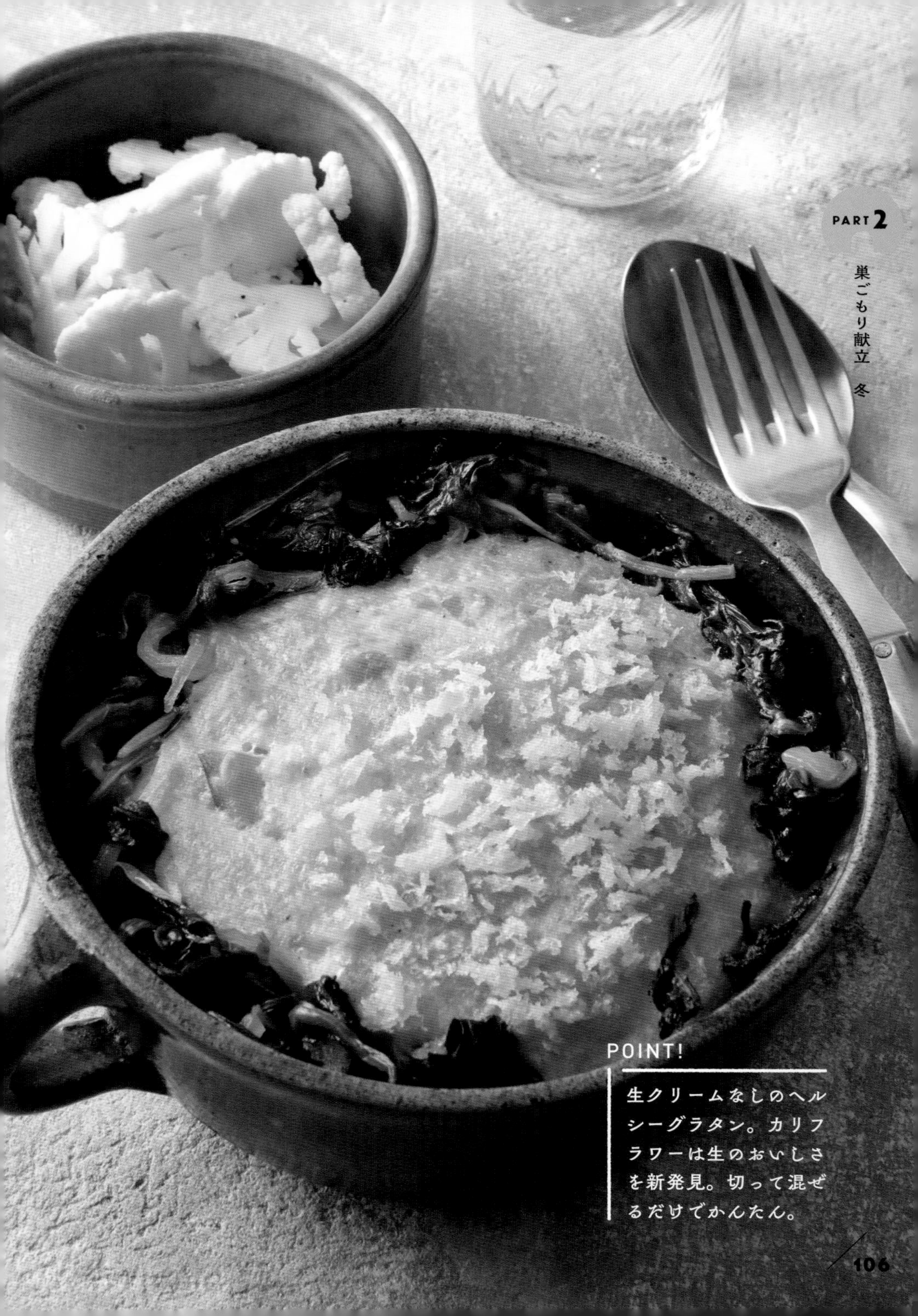

POINT!

生クリームなしのヘルシーグラタン。カリフラワーは生のおいしさを新発見。切って混ぜるだけでかんたん。

塩鮭とろろグラタンと生カリフラワーのサラダ

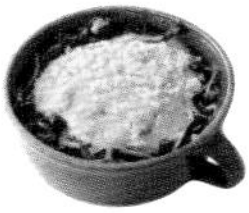

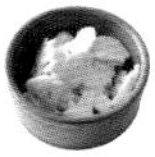

材料（2人分）

メイン

- 塩鮭（甘口）…… 2切れ（150g）
- 酒 …… 小さじ1
- ほうれん草 …… 1束（200g）
- 玉ねぎ …… ½個
- EVオリーブ油 …… 大さじ1
- 塩 …… 1つまみ
- A
  - 長いも（すりおろし）…… 300g
  - 卵 …… 1個
  - 片栗粉・粉チーズ …… 各大さじ3
  - カレー粉 …… 大さじ½
- B
  - パン粉 …… 大さじ2
  - EVオリーブ油 …… 大さじ½

サブ

- カリフラワー …… ¼個（100g）
- C
  - おろしにんにく …… 少々
  - ディジョンマスタード（芥子）…… 小さじ¼
  - 塩 …… 1つまみ
  - こしょう …… 少々
  - 白ワインビネガー …… 大さじ½
  - EVオリーブ油 …… 大さじ½

作り方

メイン

1 塩鮭は皮と骨を取り除き、粗く刻んで酒を混ぜる。ほうれん草は4㎝長さに切り、玉ねぎは厚めにスライスする。Bを混ぜ合わせる。

2 フライパンにオリーブ油を入れて熱し、玉ねぎとほうれん草を加えて炒め、塩を加えてグラタン皿に入れる。

3 ボウルに鮭とAを入れ、よく混ぜ合わせて2にかける。Bをのせてオーブントースターで20分ほど焼く。途中焦げそうな場合は、アルミホイルをかぶせる。

サブ

4 カリフラワーを薄くスライスする。ボウルにCを入れて混ぜ合わせ、カリフラワーを加えて和える。芥子を使う場合は、量を少なめにする。

＃滋養強壮　＃呼吸器ケア　＃胃腸ケア　＃貧血対策

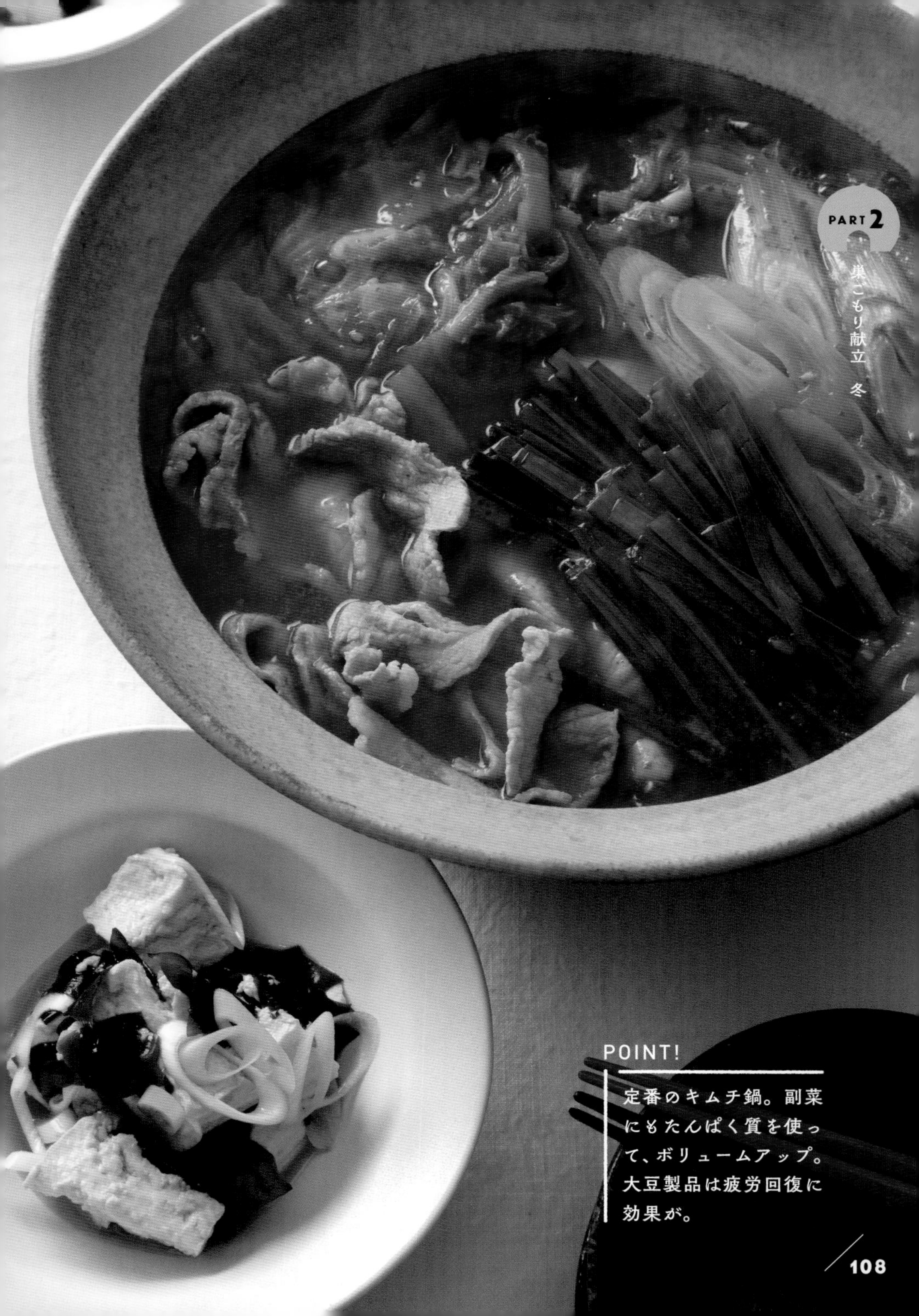

POINT!

定番のキムチ鍋。副菜にもたんぱく質を使って、ボリュームアップ。大豆製品は疲労回復に効果が。

キムチ鍋と 豆腐とわかめの和えもの

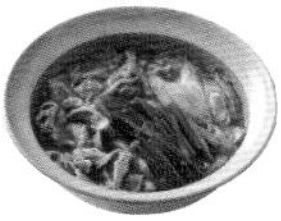

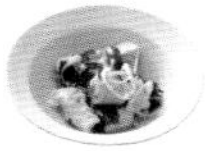

材料（2人分）

メイン

豚こま切れ肉 …… 150g
ニラ …… ½束（60g）
長ねぎ …… 1本
白菜キムチ …… 150g
A
鶏ガラスープ …… 4カップ
酒・みそ・しょうゆ …… 各大さじ1
一味唐辛子 …… 適宜

サブ

豆腐（木綿） …… 1丁（180g）
乾燥わかめ …… 3つまみ
長ねぎ …… 10cm長さ分
B
おろしにんにく …… 少々
塩 …… 少々
きび砂糖 …… 小さじ½
米酢・しょうゆ …… 各小さじ2
ごま油 …… 小さじ2

作り方

メイン

1 ニラは6cm長さに切り、長ねぎは斜め切りにする。

2 鍋にAを入れて火にかけ、キムチと長ねぎを加え、沸いたら豚肉を加える。ひと呼吸おいてニラも加え、さっと煮る。キムチの辛さによって、一味唐辛子で辛みを追加する。

サブ

3 豆腐はキッチンペーパーに包んで水きりする。わかめは水で戻して水分をきる。長ねぎは薄い斜め切りにする。

4 ボウルにBを入れて混ぜ合わせ、3を入れる。豆腐を適当な大きさに崩しながら和える。

#腸活 #疲労回復 #冷え対策 #むくみケア

焼きさばサラダとアボカドスープ

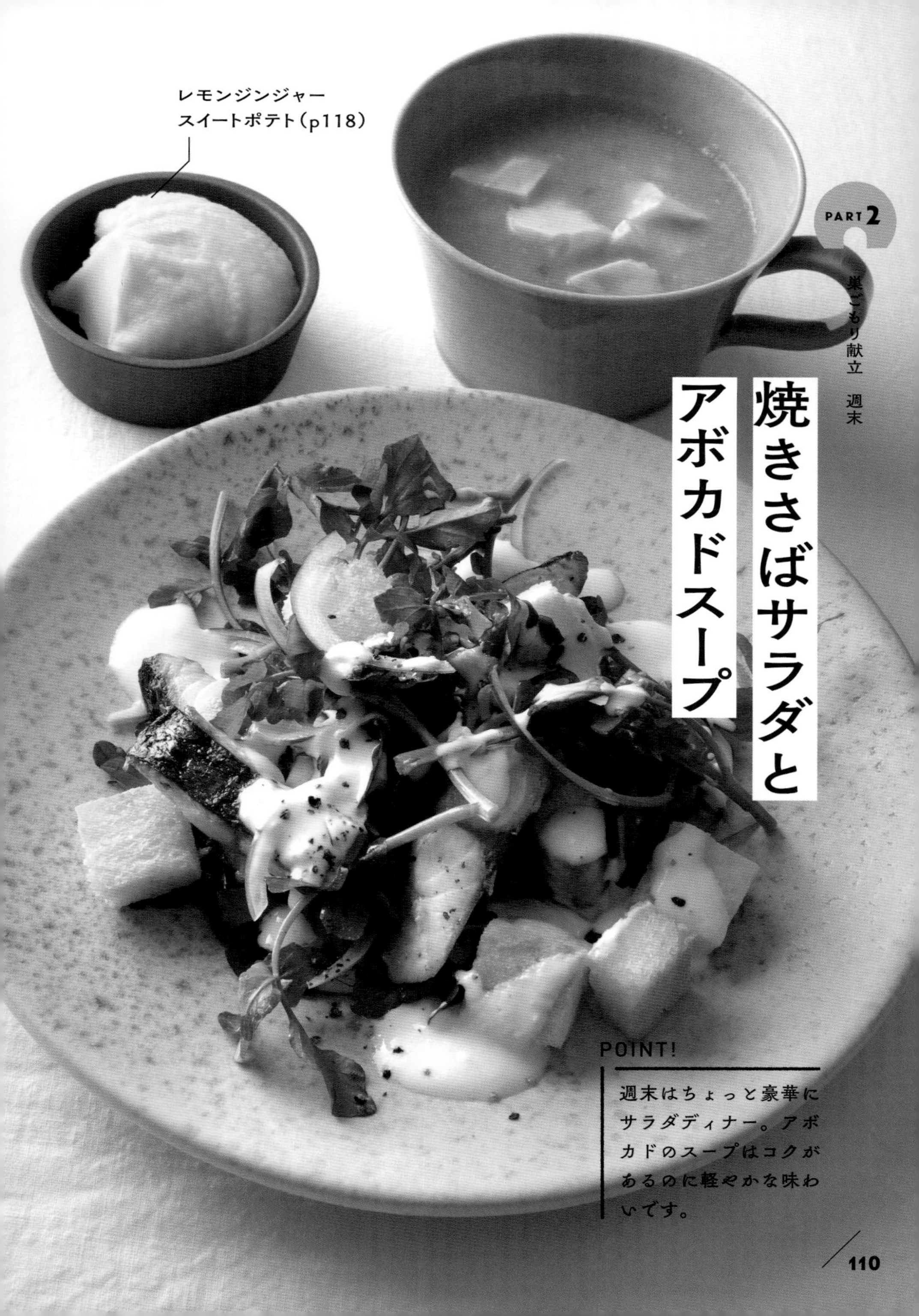

レモンジンジャー
スイートポテト（p118）

POINT!

週末はちょっと豪華にサラダディナー。アボカドのスープはコクがあるのに軽やかな味わいです。

焼きさばサラダとアボカドスープ

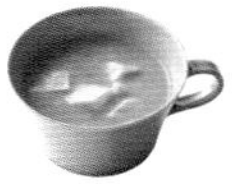

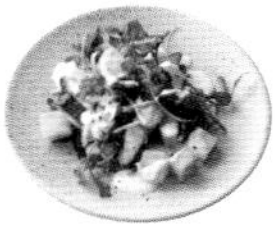

材料（2人分）

メイン

さば（3枚におろしたもの）
……½尾
EVオリーブ油……大さじ½
クレソン……70g
赤玉ねぎ（薄切り）……¼個分
A　プレーンヨーグルト……½カップ
　おろしにんにく……小さじ¼
　クミンパウダー……少々
　塩……2つまみ
　レモン汁……大さじ½
B　塩……少々
　EVオリーブ油……大さじ1
食パン……1枚

サブ

アボカド（小・完熟）……1個
C　白みそ……大さじ2
　塩……1つまみ
　こしょう……少々
昆布水……300mℓ
豆腐（絹）……120g
レモン汁……小さじ½

作り方

メイン

1 さばは骨を取り、分量外の塩少々をふって少しおく。出てきた水分をキッチンペーパーで取り、1.5cm幅に切る。クレソンは食べやすく切って水けをきる。ボウルにAを入れて混ぜ合わせる。食パンは2cm角に切って分量外のオリーブ油適量をまぶし、オーブントースターで焼いてクルトンを作る。

2 フライパンにオリーブ油を入れて熱し、さばを両面焼く。キッチンペーパーに取って油をきる。

3 別のボウルにクレソンと赤玉ねぎを入れ、Bを混ぜて器に盛る。さばとクルトンも盛り、Aをかけ、あれば粗挽き黒こしょうをふる。

サブ

4 アボカドは皮をむいて種を取り、Cとともに鍋に入れる。分量の水に昆布（10cm角）を一晩漬けた昆布水を少しずつ加える。つぶしてよく混ぜ、火にかける。

5 温まったら豆腐を加え、食べやすく崩し、レモン汁を加える。味が足りなければ塩で味を調える。

#腸活　#血行促進　#むくみケア　#疲労回復　#イライラ対策

ポークボールのクリーム煮ときのこのレンジマリネ

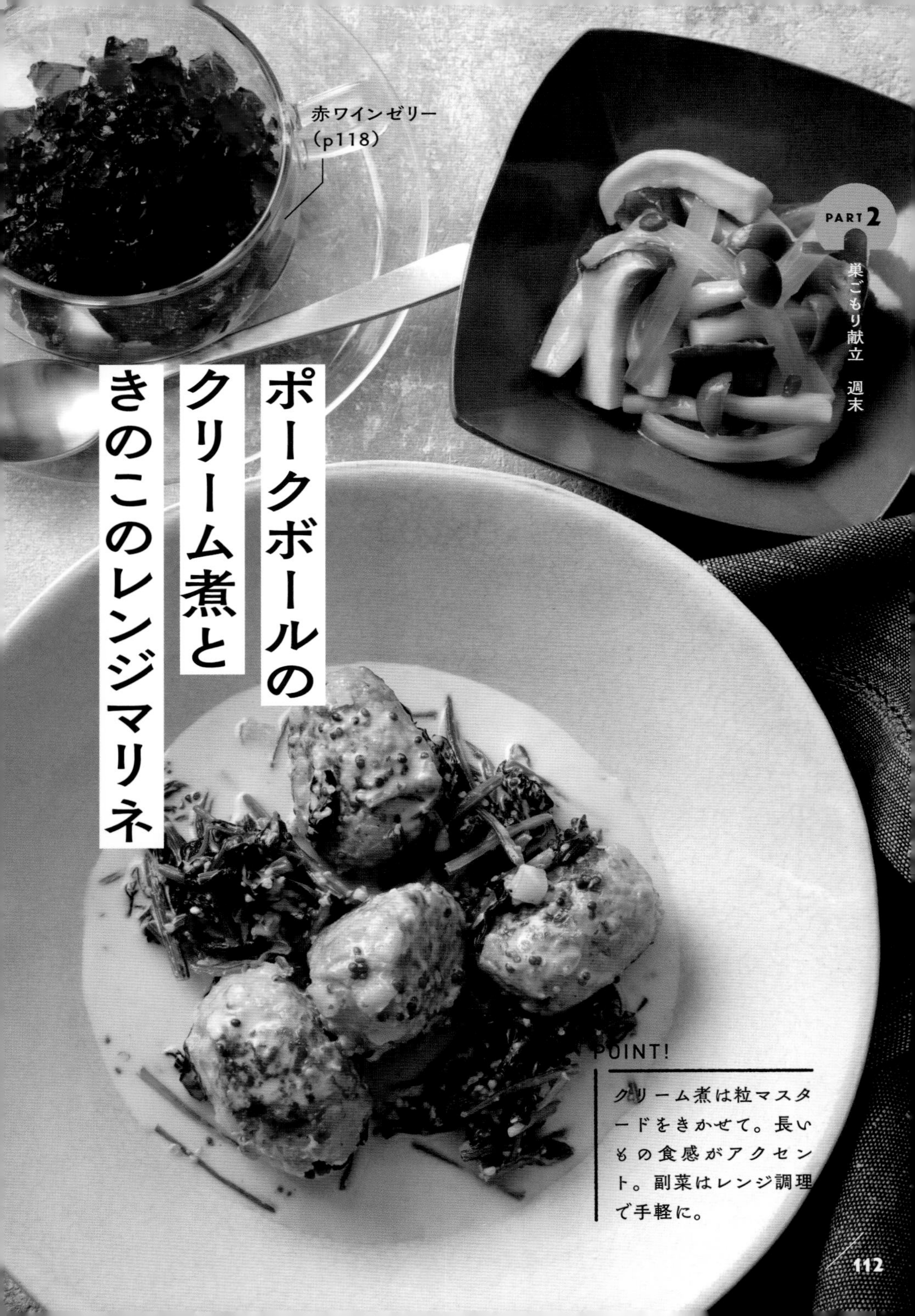

POINT!

クリーム煮は粒マスタードをきかせて。長いもの食感がアクセント。副菜はレンジ調理で手軽に。

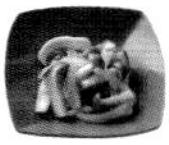
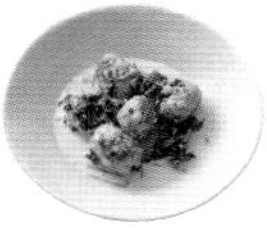

ポークボールのクリーム煮ときのこのレンジマリネ

材料（2人分）

メイン

- 豚ひき肉 …… 150g
- A
  - 玉ねぎ（みじん切り） …… ¼個分
  - 長いも（5㎜角切り） …… 80g
  - パン粉（水少々で湿らせる） …… 大さじ½
  - 塩・こしょう …… 各少々
- B
  - 粒マスタード …… 大さじ1
  - 酒 …… 大さじ2
  - 水 …… 50mℓ
- C
  - 生クリーム …… 50mℓ
  - みそ …… 小さじ1弱
- EVオリーブオイル …… 大さじ½
- ほうれん草（3㎝幅に切る） …… 100g

サブ

- しめじ …… ¼パック（50g）
- エリンギ（大） …… 1本（70g）
- 玉ねぎ …… ⅛個（25g）
- D
  - おろしにんにく …… 少々
  - 鷹の爪（輪切り） …… ⅓本分
  - 塩・こしょう …… 各少々
  - きび砂糖・しょうゆ …… 各小さじ½
  - 白ワインビネガー …… 大さじ1
  - EVオリーブ油 …… 大さじ1

作り方

メイン

1. ボウルで豚ひき肉を少し練ってからAを加え、粘りが出るまで混ぜる。8等分して丸め、オリーブ油を入れて熱したフライパンで全体をこんがりと焼く。
2. 1のフライパンにBを加え、蓋をして中火で7分ほど煮る。
3. ミートボールを片側に寄せ、空いたところにほうれん草を入れ、しんなりするまで炒める。Cを加え、全体をそっと混ぜながら軽くとろみがつくまで煮る。

サブ

4. しめじはほぐし、エリンギは長さを半分に切ってから手で割く。玉ねぎは厚めにスライスする。
5. 耐熱ボウルにDを入れてさっと混ぜ合わせ、きのこ、玉ねぎの順に重ねる。ラップをかけて電子レンジ（600W）で3分加熱する。全体をよく混ぜてから冷ます。

＃乾燥対策　＃疲労回復　＃貧血対策　＃腸活

鶏肉と野菜のグリル アンチョビパン粉がけと ヨーグルトサラダ

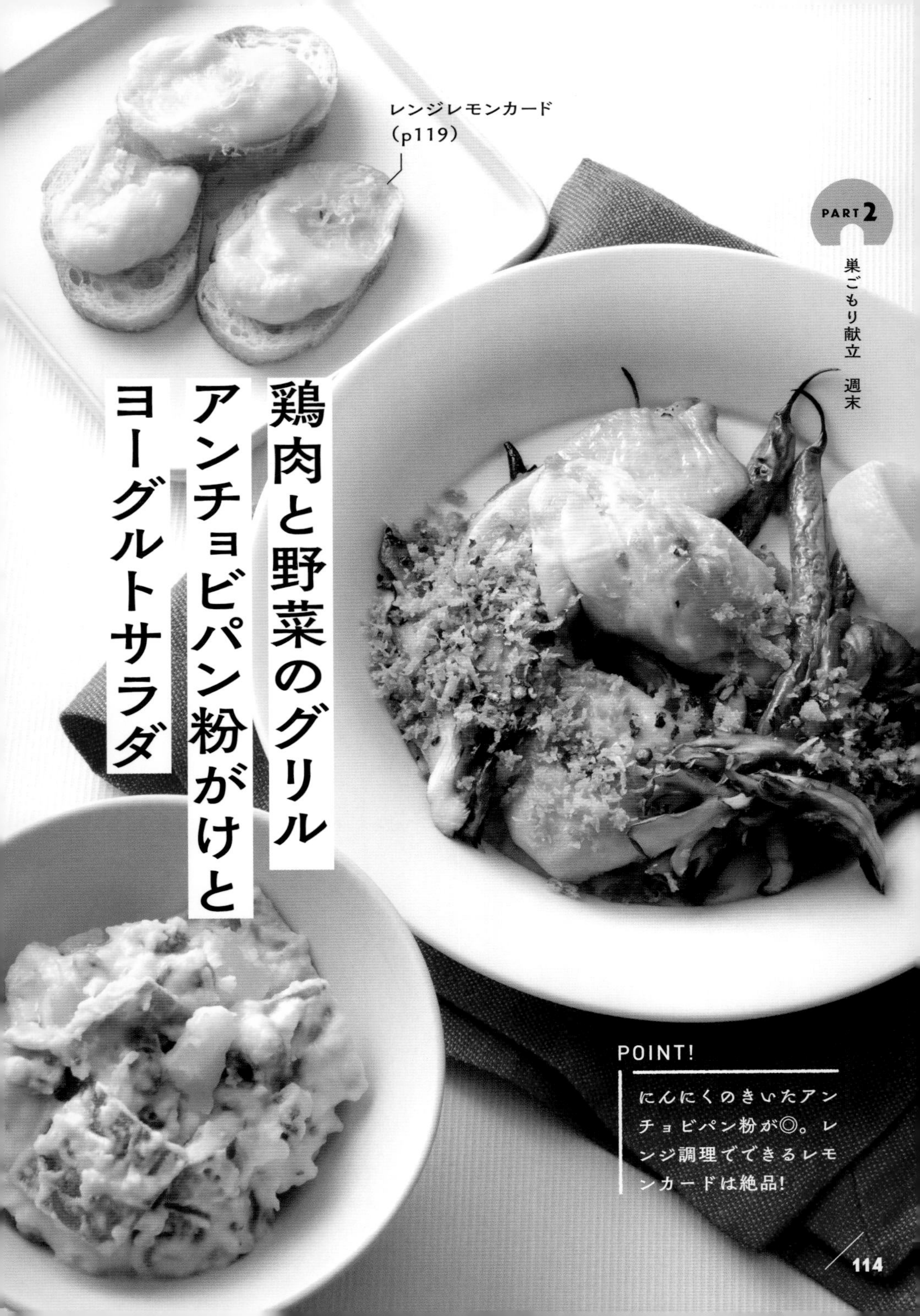

POINT!

にんにくのきいたアンチョビパン粉が◎。レンジ調理でできるレモンカードは絶品！

鶏肉と野菜のグリル アンチョビパン粉がけと ヨーグルトサラダ

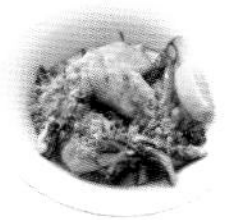

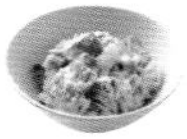

材料（2人分）

メイン

鶏もも肉 …… 1枚
いんげん …… 80g
A　塩 …… 1つまみ
　　EVオリーブ油 …… 小さじ1
まいたけ …… 1パック（100g）
アンチョビペースト …… 小さじ1
パン粉 …… 大さじ2
にんにく …… 1かけ
鷹の爪 …… 1本
EVオリーブ油 …… 大さじ1
粗挽き黒こしょう …… 少々
レモン …… ¼個

サブ

さつまいも（小） …… 1本（200g）
レーズン …… 30g
B　プレーンヨーグルト …… ½カップ
　　塩 …… 2つまみ
　　こしょう …… 少々
　　粒マスタード …… 小さじ1

作り方

メイン

1 鶏肉はひと口大に切り、分量外の塩少々をふる。出てきた水分をキッチンペーパーでおさえる。いんげんはAを絡め、まいたけは食べやすい大きさに手で割く。魚焼きグリルで鶏肉を焼き、3分経ったら野菜も入れて5〜6分焼く。

2 フライパンに潰したにんにく、鷹の爪、オリーブ油を入れて弱火にかける。きつね色になったらにんにく、鷹の爪を取り出してアンチョビ、パン粉を入れる。きつね色になるまで混ぜながら炒め、キッチンペーパーに取る。

3 1を器に盛り、2をかけ、こしょうをふり、レモンを添える。

サブ

4 さつまいもはよく洗って皮ごと2〜3cm角に切り、さっと水にさらす。耐熱ボウルに入れ、水をひたひたまで入れてラップをかける。串がすっと入るまで、電子レンジ（600W）で7分ほど加熱し、ザルにあげる。Bを混ぜ合わせる。

5 ボウルにさつまいもを入れ、熱いうちに潰し、Bとレーズンを混ぜ合わせる。

＃疲労回復　＃おなかの冷え対策　＃のどのケア　＃腸活　＃リラックス

牛肉とにんじんの煮込みとセロリバターライス

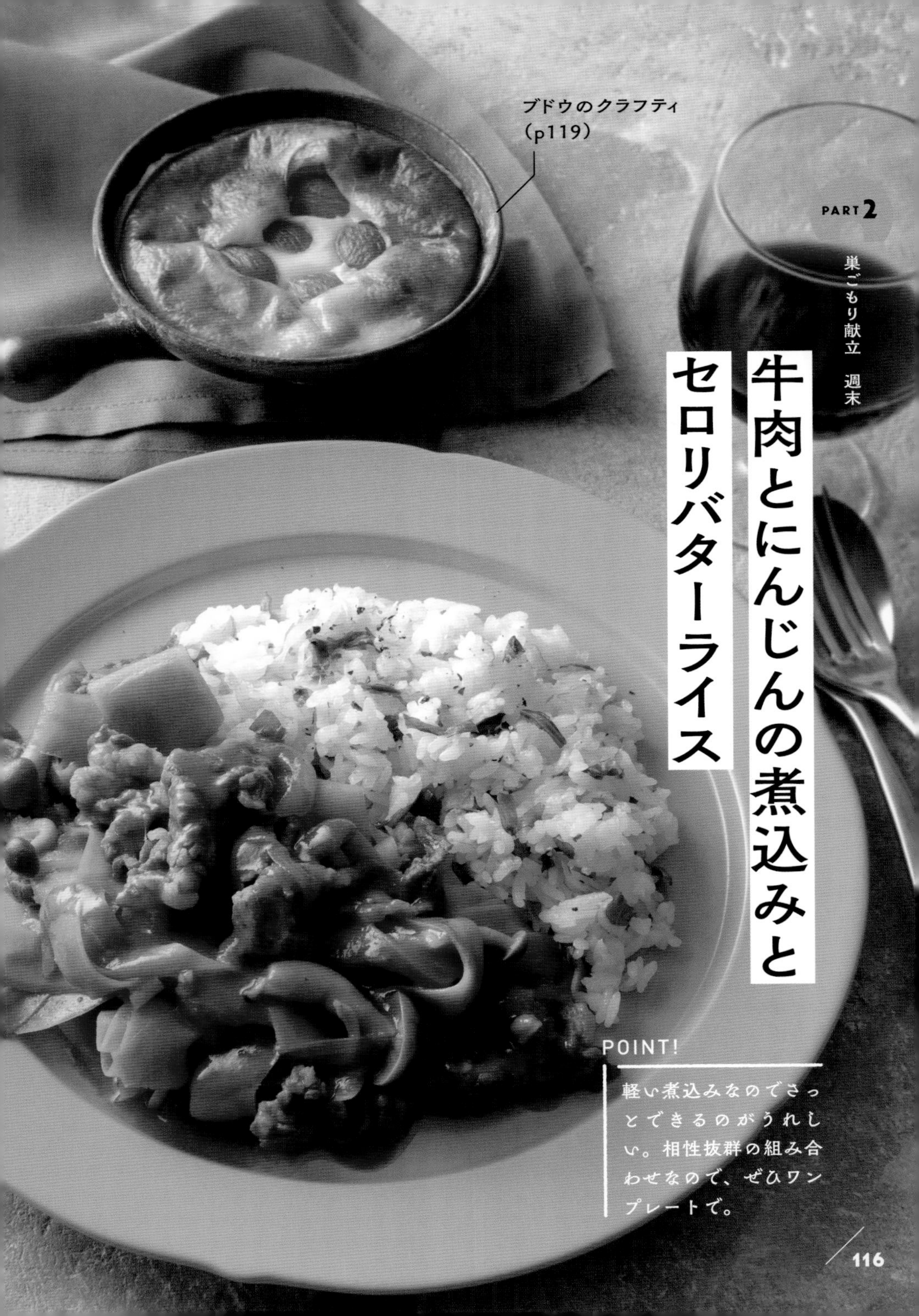

POINT!

軽い煮込みなのでさっとできるのがうれしい。相性抜群の組み合わせなので、ぜひワンプレートで。

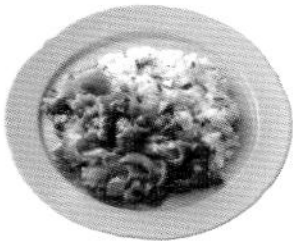

牛肉とにんじんの煮込みと
セロリバターライス

材料（2人分）

メイン

- 牛肉（切り落とし）…… 150g
- にんじん …… 1本（100g）
- 玉ねぎ（小・薄切り）…… ½個分
- しめじ …… 60g
- 塩 …… 少々
- 薄力粉・カレー粉 …… 各小さじ1
- 太白ごま油 …… 大さじ1
- 水 …… 300mℓ
- A
  - トマトペースト …… 大さじ1
  - 八丁味噌・酒 …… 各大さじ1
  - 塩 …… 1つまみ

サブ

- ご飯 …… 300g
- セロリ …… ½本
- 塩 …… 2つまみ
- バター …… 10g
- こしょう …… 少々

作り方

メイン

1 牛肉は軽く広げ、両面に塩と薄力粉をふる。にんじんは皮をむいて、ピーラーで10㎝くらいの長さにスライスする。しめじは小房に分ける。Aを混ぜ合わせる。

2 フライパンに太白ごま油を入れて熱し、玉ねぎを入れて炒める。少ししんなりしたら牛肉とカレー粉を加える。牛肉は両面焼けたら取り出す。

3 2のフライパンにしめじを入れ、しんなりしたら水を加える。沸いたらA、牛肉、にんじんを加え、とろみがつくまで5分ほど煮る。

サブ

4 セロリは筋を取り、縦に3等分してから薄くスライスし、葉はせん切りして塩をまぶし、しんなりしたらしっかりと水分をしぼる。

5 ご飯を温め、セロリとバター、こしょうを加えて混ぜる。

＃滋養強壮　＃貧血対策　＃アイケア　＃腸活　＃イライラ対策

赤ワインゼリー

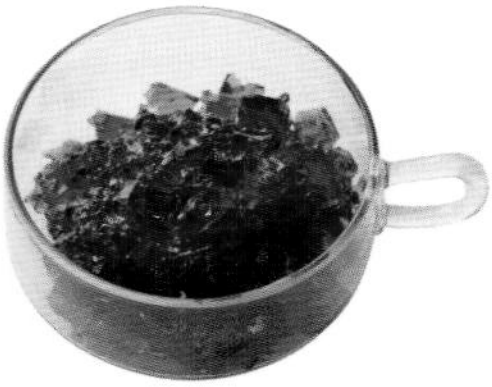

材料(2人分)

A | 赤ワイン …… 100mℓ
水 …… 150mℓ
グラニュー糖 …… 40g

レモン汁 …… 小さじ2
粉ゼラチン …… 5g

作り方

1 小鍋に**A**を入れて火にかけ、沸いたらレモン汁を加える。ひと呼吸おいてから火からおろし、ゼラチンを加えてよく混ぜて溶かす。

2 ボウルに移し、冷めたらラップをかけて冷蔵庫で冷やし固め、スプーンで崩して器に盛る。

レモンジンジャースイートポテト

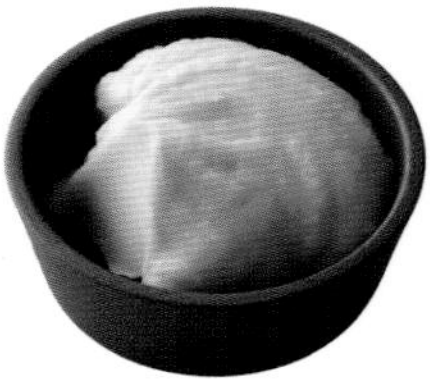

材料(2人分)

さつまいも(小) …… 1本(200g)

A | しょうがのしぼり汁 …… 小さじ2
レモン汁 …… 小さじ2
白みそ …… 小さじ2
黒砂糖 …… 30g
太白ごま油 …… 大さじ1

作り方

1 さつまいもは厚めに皮をむき、小さめのひと口大に切って水にさらす。

2 耐熱ボウルに**1**を入れ、水をひたひたまで入れ、ラップをかける。串がすっと入るまで、電子レンジ(600W)で7分ほど加熱する。

3 **2**の水分をきり、熱いうちに**A**とともにフードプロセッサにかける。もしくは、さつまいもをよくつぶしてから**A**を混ぜる。

ブドウのクラフティ

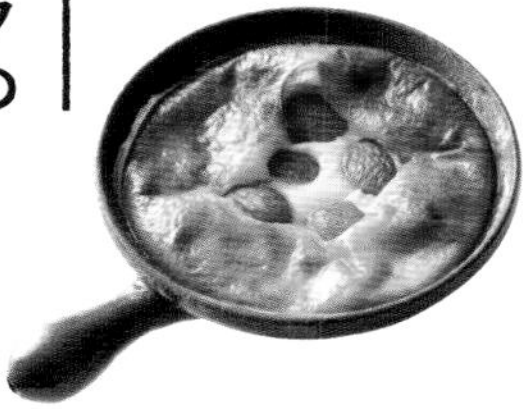

材料（直径10cmのココット2個分）

種なしブドウ（皮ごと食べられるもの）
　…… 100g（12粒）
A ｜薄力粉 …… 20g
　｜カルダモンパウダー
　｜　…… 少々
卵 …… 1個
きび砂糖 …… 大さじ1
プレーンヨーグルト …… 50g
牛乳 …… 100mℓ
バター …… 適量

作り方

1 ブドウは洗って水分を拭き取る。ココットにバターを塗り、分量外の薄力粉をふる。大きめのボウルにAを入れて泡だて器で混ぜる。

2 別のボウルに卵を入れて溶き、きび砂糖を加えてよく混ぜる。

3 1のボウルの真ん中にくぼみを作って2を入れ、ダマにならないよう混ぜ合わせる。ヨーグルト、牛乳の順に加えてよく混ぜる。ココットに注ぎブドウをのせ、オーブントースターで30分ほど焼く。

レンジレモンカード

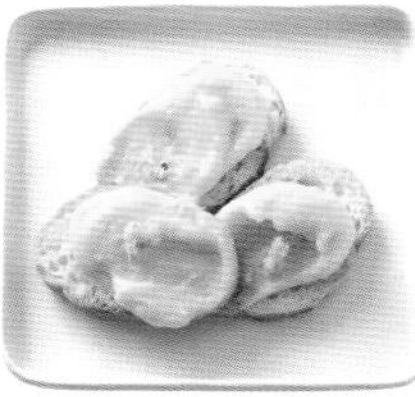

材料（2人分）

レモン汁 …… 大さじ2（大½個分）
レモンの皮（すりおろし）
　…… 大さじ½（大½個分）
きび砂糖 …… 大さじ2
卵 …… 1個
バター …… 10g
バゲット …… 適宜

作り方

1 バゲットは薄く切り、カリカリになるまでトーストする。

2 耐熱ボウルに卵を入れて溶き、きび砂糖を加えてよく混ぜ合わせる。レモン汁も加えてよく混ぜ合わせ、ラップをかけて電子レンジ（600W）で40秒加熱する。よく混ぜ合わせ、さらに40秒加熱する。

3 2にバターを加えて混ぜ合わせ、さらに40秒加熱してよく混ぜ合わせる。レモンの皮を加えてよく混ぜ合わせ、粗熱を取る。とろみがついていなければ、さらに10秒ずつ加熱してその都度よく混ぜ合わせる。冷蔵庫で冷やしてから、1に塗る。

すき間時間で作る不調別ミニレシピ

気になる不調に合わせて

巣ごもり期間に起こりやすい不調別に、おすすめのレシピを紹介します。運動不足によるむくみや血行不良、冷え。目の疲れやそれによる貧血、などの不調も気になります。こもりがちなことでイライラしやすくなる人も。

そのときに気になる不調からメニューを選んで、食事に1品プラスしてみてください。

副菜やスープ、麺やサラダに使えるたれ、おやつなど、どれもかんたんに作れるものばかり。家事やリモートワークのすき間時間にさっとできるので、気分転換にもおすすめです。

#むくみケア

レンジ蒸しなす

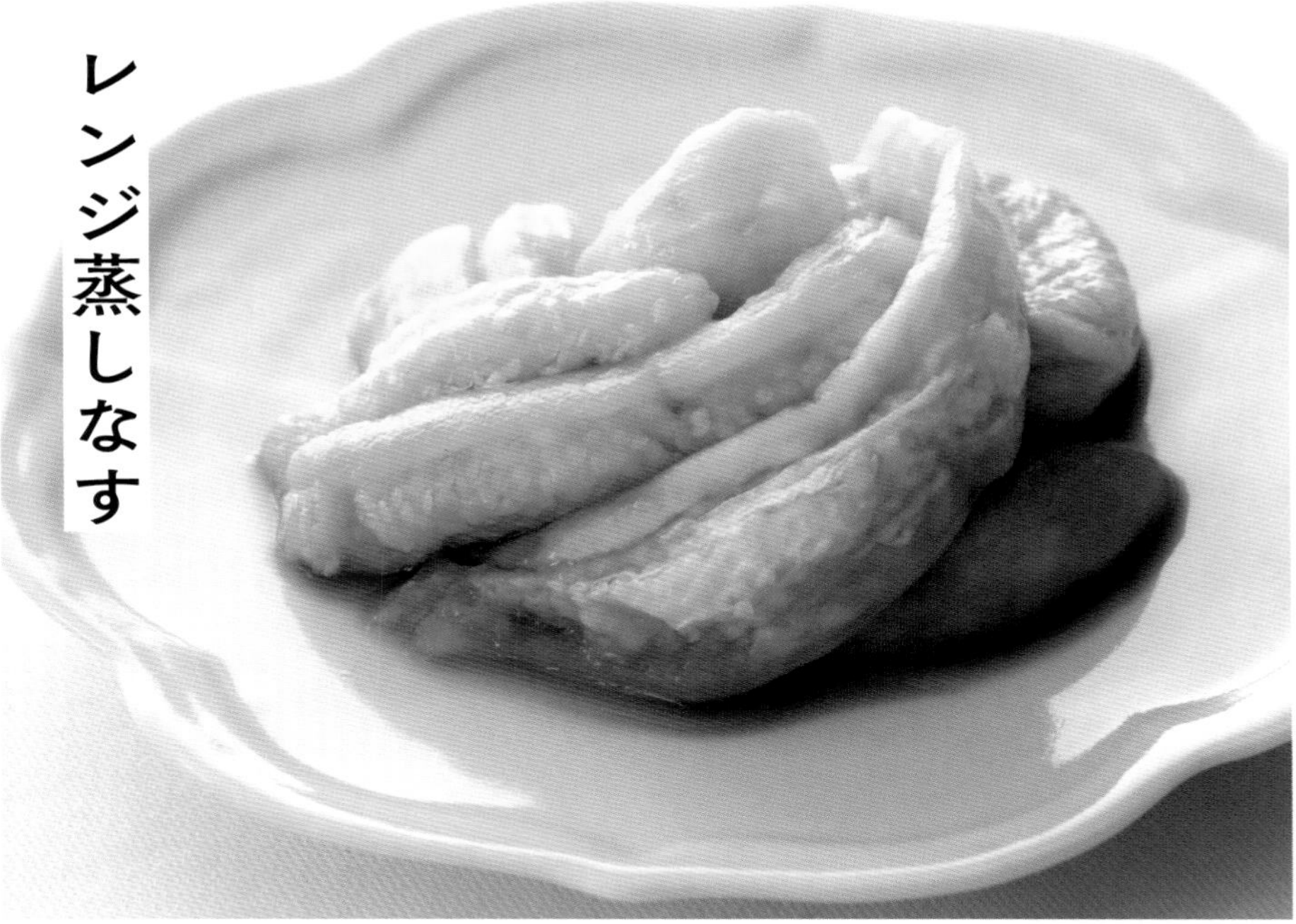

材料（2人分）

なす …… 2本
ポン酢 …… 適量

POINT!

レンジで手軽に。なすは体の余分な熱や水分を取り除いてくれます。

作り方

1 なすはへたを取り、皮をむく。すぐに1本ずつぴったりとラップで包み、電子レンジ(600W)で3分ほど加熱して適当な大きさに割く。

2 器に盛り、ポン酢をかける。

#血行促進

ニラだれ

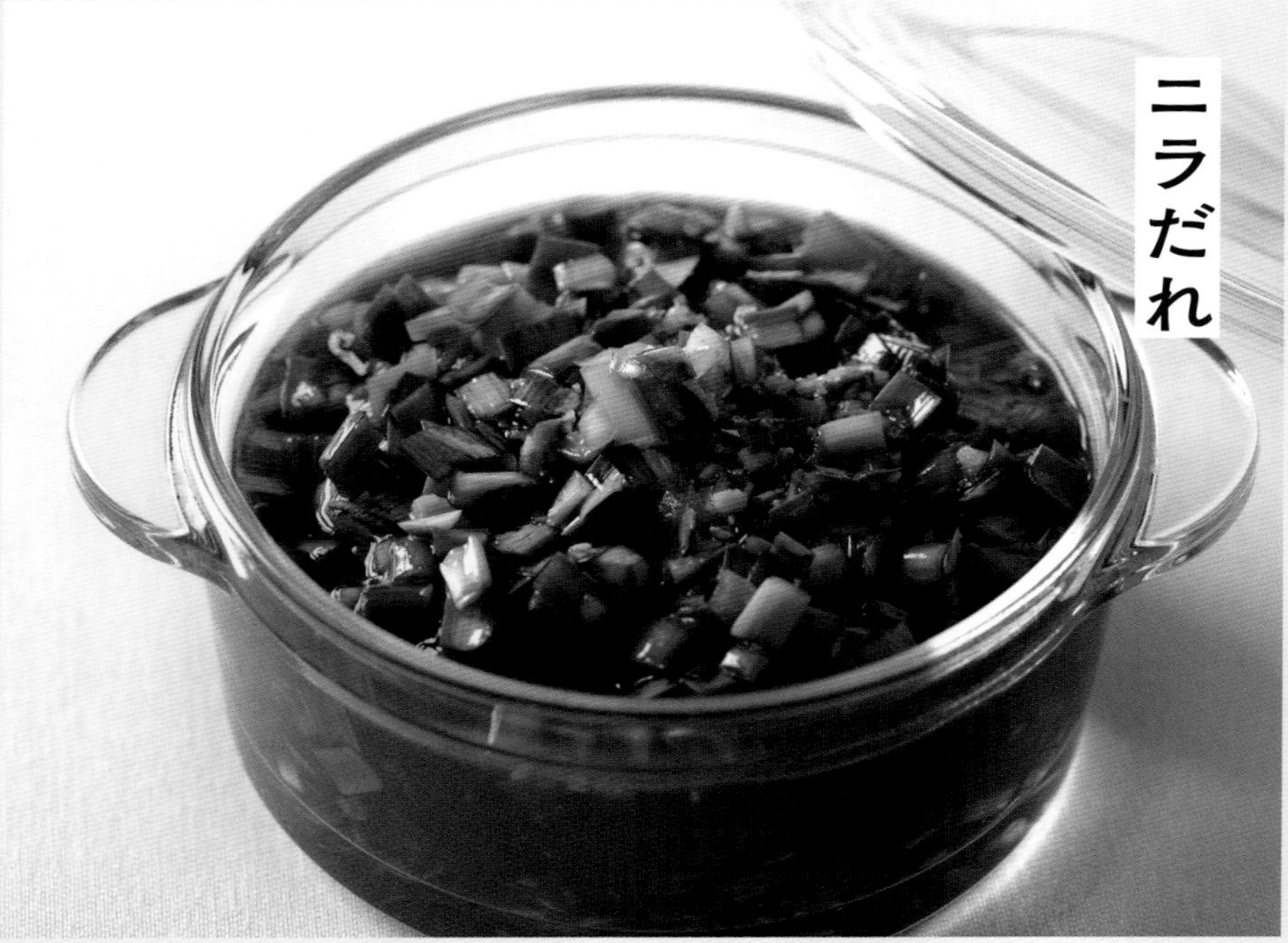

材料（作りやすい分量）

ニラ …… 1束（100g）
しょうが（みじん切り）
　…… 大さじ2
玉ねぎ（みじん切り）
　…… 大さじ2
ごま油 …… 大さじ2
A｜しょうゆ …… 大さじ4
　｜米酢 …… 大さじ1
　｜オイスターソース …… 大さじ1

POINT!

やけどに注意。ニラは体を温め、足腰の冷えをじんわりと改善。

作り方

1 ニラは小口切りし、ステンレス製か耐熱ガラス製の大きめのボウルに入れる。しょうが、玉ねぎも同じボウルに加える。

2 小鍋にごま油を入れて火にかけ、うっすらと煙が立つくらいまで加熱し、1のボウル全体にまんべんなく注ぐ。すぐによく混ぜてからAを加え、混ぜ合わせる。保存期間は冷蔵で1週間。

＃貧血対策

さばのマスタード焼き

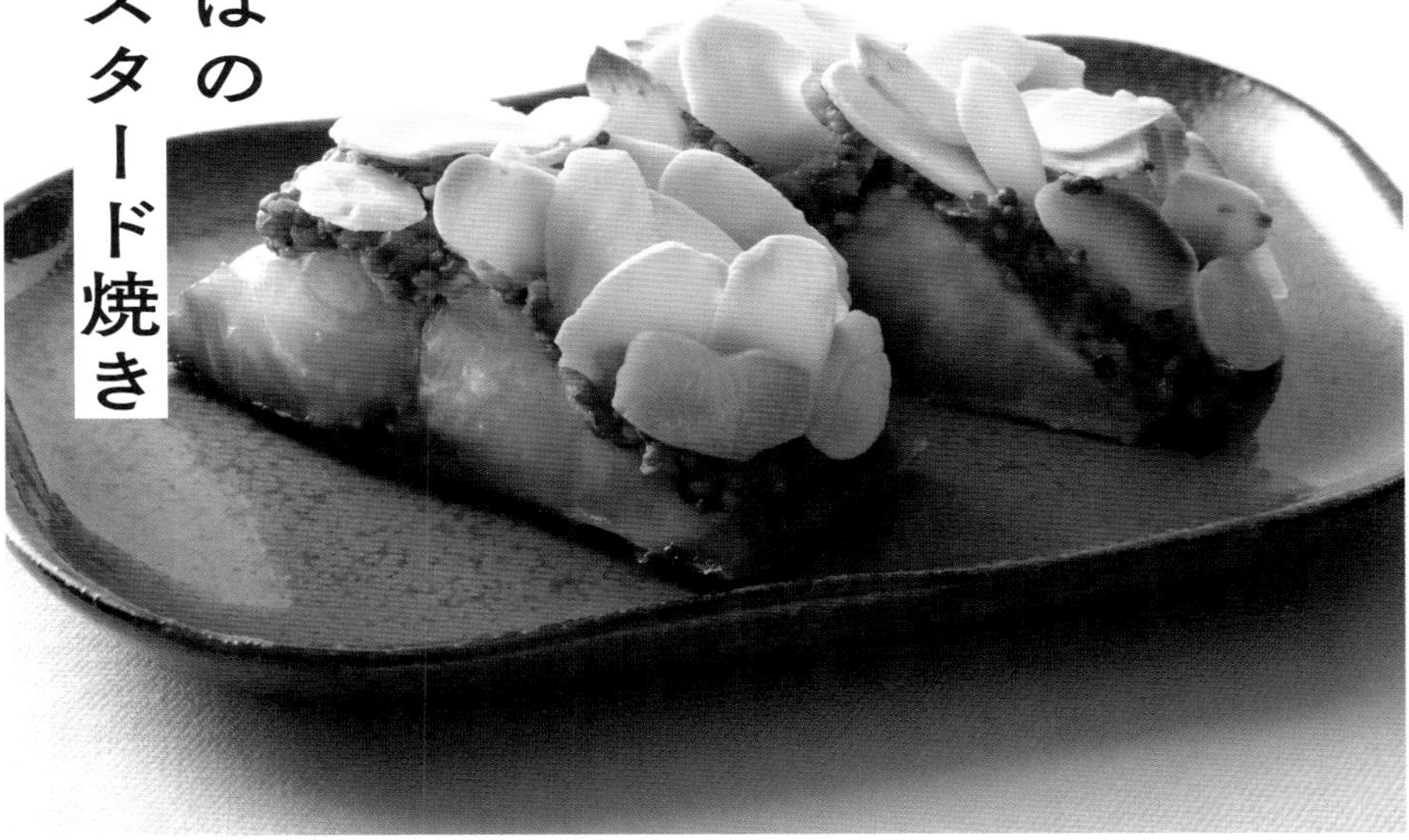

材料（2人分）

さば（3枚におろしたもの）
……½尾分
スライスアーモンド
……大さじ3～4
粒マスタード……大さじ3～4
塩……少々

POINT!

アーモンドは砕いたものを使っても。さばなど青魚は血行を促進し、鉄分も多く含みます。

作り方

1 さばは4等分に切って皮に切り目を入れる。塩をふって少しおき、水分をキッチンペーパーで拭き取る。

2 オーブントースターのトレーか、小さめのバットにオーブンペーパーを敷き、さばの皮目を下にして並べる。身の面に粒マスタードをまんべんなく塗る。スライスアーモンドをのせ、軽く押さえる。オーブントースターで12～15分ほど焼く。途中でアーモンドが焦げそうになったら、アルミホイルをかぶせる。

＃免疫力アップ

まいたけともずく酢の酸辣湯

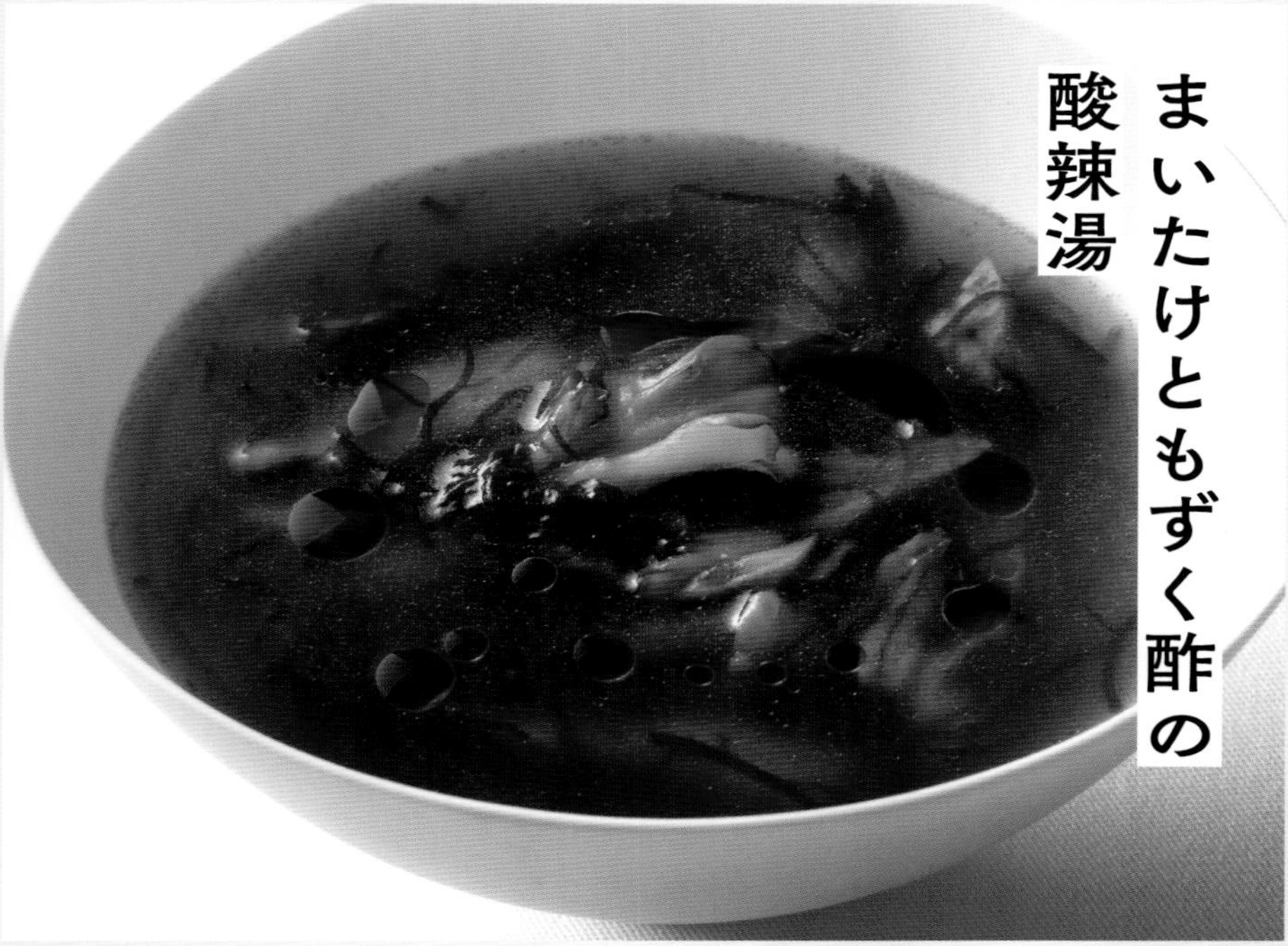

材料（2人分）

まいたけ …… ½パック（50g）
もずく酢（三杯酢・市販）
…… 1パック（80g）

A
- 鶏ガラスープ …… 2カップ
- おろししょうが …… 小さじ1
- しょうゆ …… 小さじ1
- 塩 …… 少々
- こしょう …… 少々

B
- 米酢 …… 大さじ½
- ラー油 …… 小さじ1

片栗粉・水 …… 各小さじ2

作り方

1. まいたけは食べやすい大きさにほぐす。
2. 鍋にAを入れて温め、まいたけともずく酢を加えて煮る。まいたけに火が通ったらBを加え、水で溶いた片栗粉を加えてとろみをつける。

POINT!

市販のもずく酢で手軽に。きのこ、特にまいたけは免疫の働きを正常にする作用があります。

＃イライラ対策

セロリとちくわのレンジきんぴら

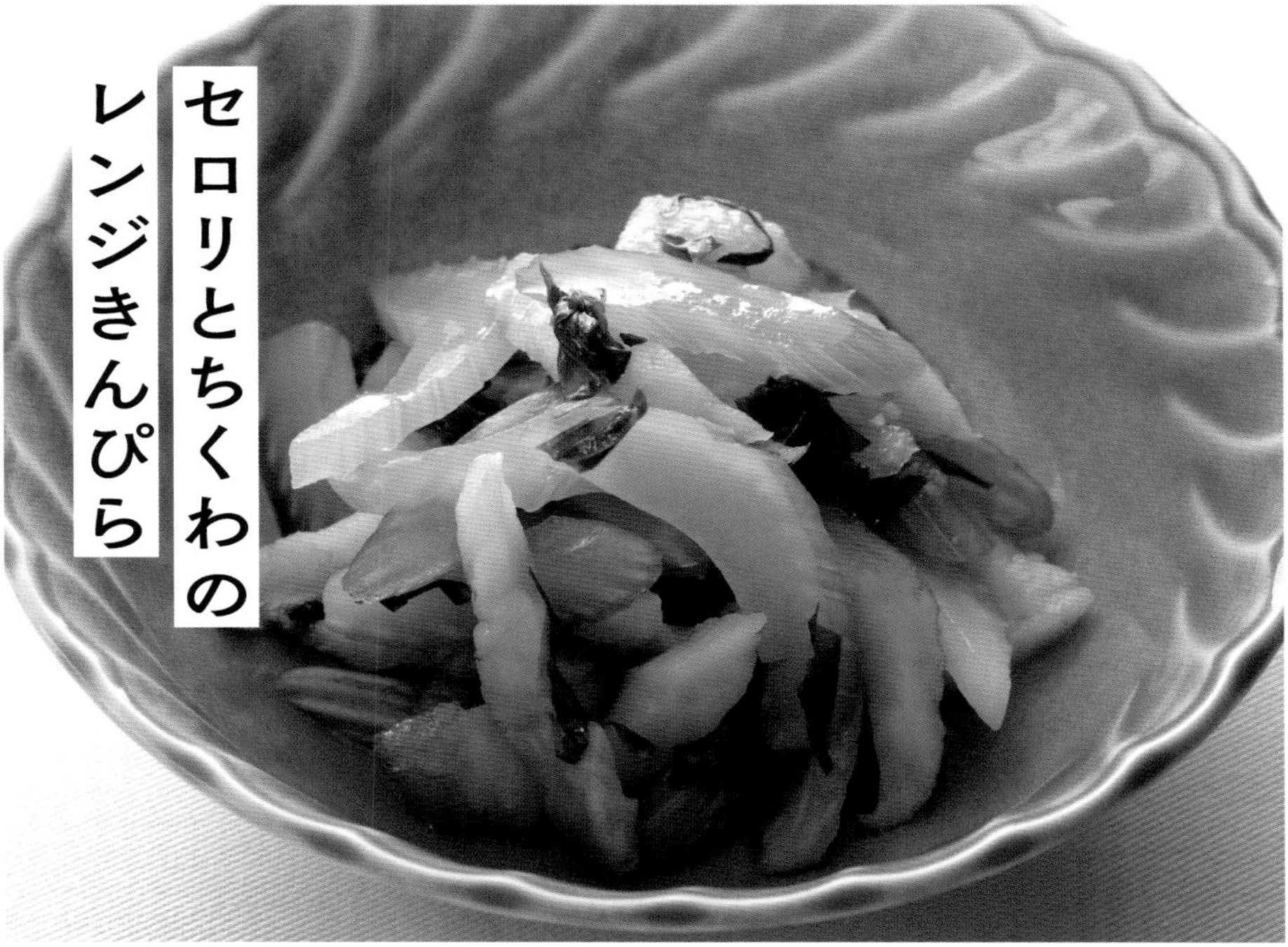

材料（2人分）

セロリ …… 1本
ちくわ …… 1本
A　しょうゆ …… 大さじ½
　　みりん …… 小さじ1
　　ごま油 …… 大さじ½

POINT!

セロリはストレスによるイライラ、不安をやわらげてくれます。電子レンジでかんたん調理。

作り方

1. セロリの茎は筋をとって5㎜幅に斜め切りし、葉はざく切りする。ちくわは縦半分に切ってから、セロリと同じ大きさになるよう斜め切りする。
2. 耐熱ボウルにセロリとちくわを入れ、**A**を加えて混ぜる。ラップをかけて電子レンジ（600W）で2分加熱し、一度混ぜる。さらに3分加熱する。

＃アイケア

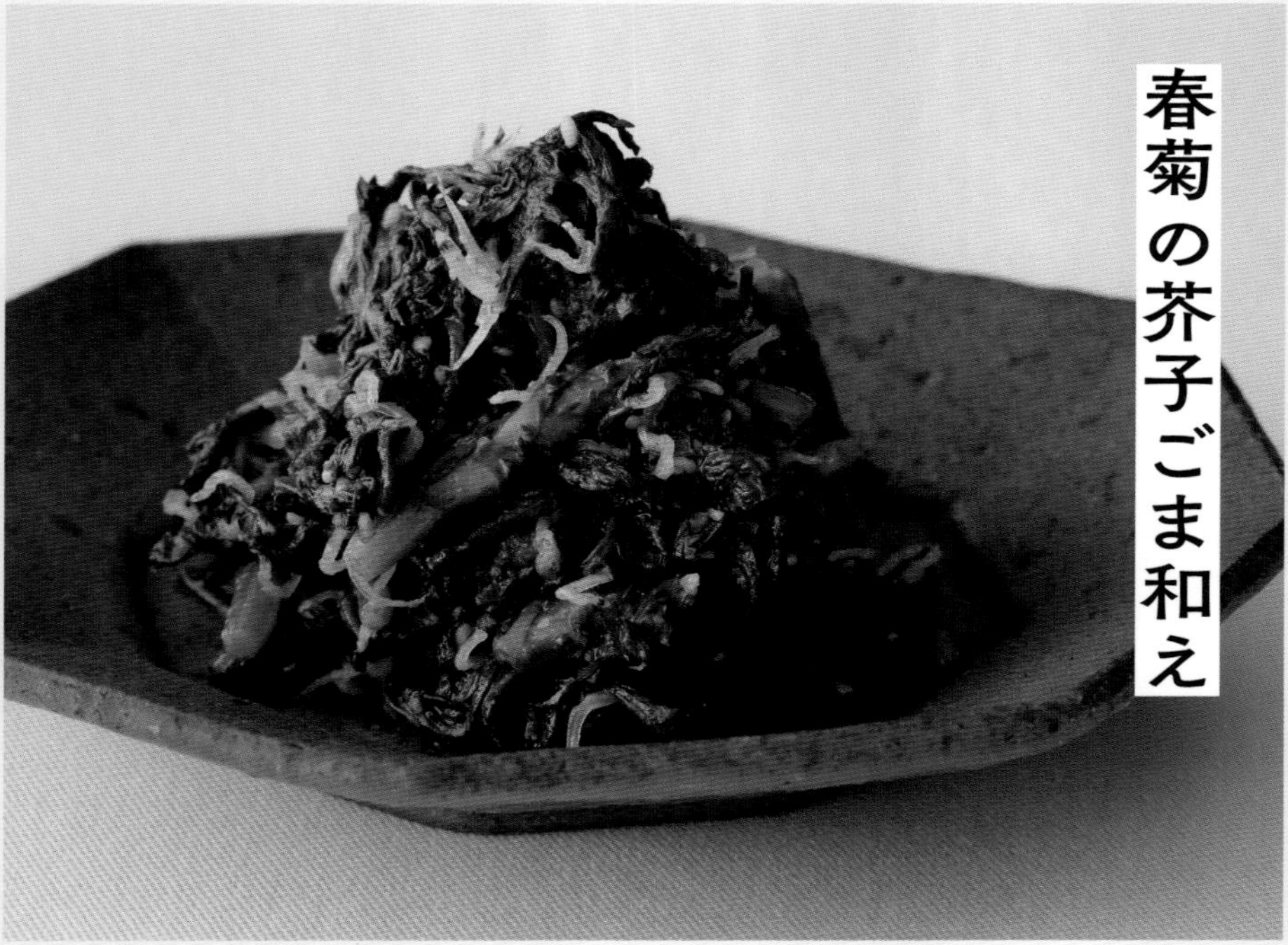

春菊の芥子ごま和え

材料（2人分）

春菊 …… 150g
ちりめんじゃこ …… 大さじ2
A
- ねり芥子 …… 小さじ½
- 白ねりごま …… 小さじ1
- 白すりごま …… 小さじ2
- きび砂糖 …… 小さじ2
- しょうゆ …… 小さじ2

作り方

1 春菊は分量外の塩少々を加えた湯でゆで、冷水に取る。水分をしぼって4㎝幅に切り、さらにしぼって水分をきる。

2 ボウルに**A**を入れて混ぜ合わせ、**1**とちりめんじゃこを加えて和える。

POINT!

春菊は目の疲れを癒やす働きがあります。芥子の風味とじゃこの食感が◎。

＃のどのケア

ピーナツと ドライいちじくの はちみつ漬け

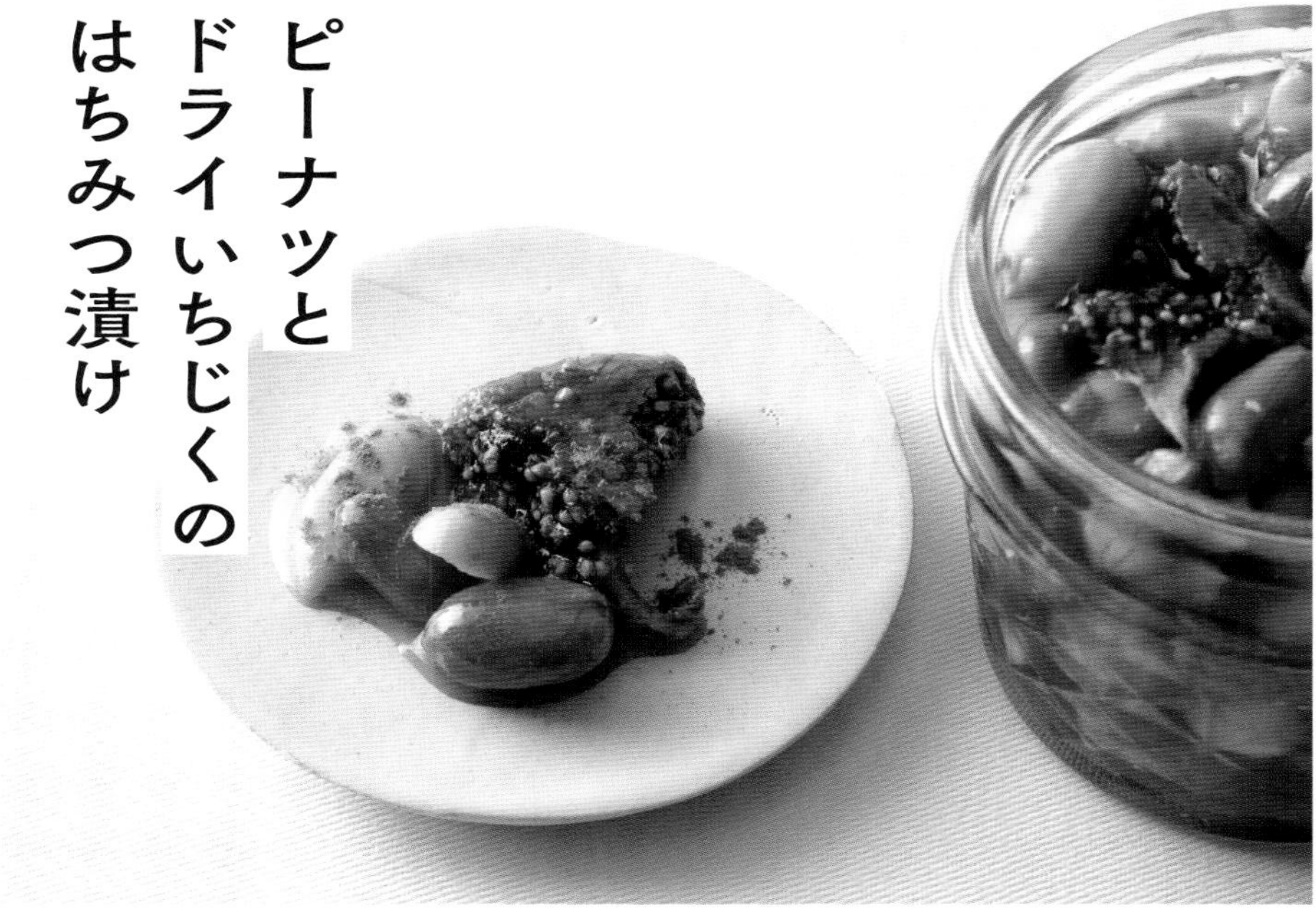

材料（作りやすい分量）

ピーナツ（あれば薄皮付きのもの）
…… 80g
ドライ白いちじく …… 5個
はちみつ …… ½カップ〜
シナモンパウダー …… 適宜

POINT!

はちみつが固まるので冷蔵庫には入れないよう注意。ピーナツとはちみつには、せきを止める働きが。のどによいいちじくは便秘にも。

作り方

1 ドライいちじくは適当な大きさに手でちぎる。

2 厚手の保存袋にピーナツとドライいちじくを入れ、ひたるくらいまではちみつを注ぐ。空気を抜いて密封し、3日から1週間以上冷暗所で漬ける。食べるときにシナモン少々をふる。

ちづかみゆき

料理家・国際中医薬膳師。国立北京中医学大学日本校(現日本中医学院)にて薬膳を学び、国際中医薬膳師資格を取得。上海にて活動した後、東京で季節の薬膳と美容の薬膳を中心とした薬膳料理教室「meixue(メイシュエ)」を主宰。現在は東京とボストンを行き来しながら雑誌、企業へのレシピ提供やイベント講師などを務める。
著書に『暮らしの図鑑 薬膳』(翔泳社)がある。

STAFF

装丁・本文デザイン・DTP　鈴木あづさ(細山田デザイン事務所)
装丁・本文イラスト　くぼあやこ
調理アシスタント　吉田千秋、末鶴真利枝、柿山章江
撮影　安井真喜子
編集　山田文恵

巣ごもりごはん便利帳

週2回の買い物でできる不調ケアレシピ

2021年1月20日　初版第1刷発行
2021年3月5日　初版第2刷発行

著者　ちづかみゆき
発行人　佐々木 幹夫
発行所　株式会社 翔泳社(https://www.shoeisha.co.jp)
印刷・製本　日経印刷 株式会社

ISBN　978-4-7981-6798-5
Printed in Japan